国家科学技术学术著作出版基金资助出版（2016—H—016）
国家自然科学基金重点国际(地区)合作研究项目（81620108026）
国家自然科学基金面上项目（81472924）

地方病分子生物学
基础与应用

主　编　郭　雄
副主编　（按姓氏笔画排序）
　　　　朱延河　张　峰　康龙丽
　　　　雷艳霞　谭武红
编　委　（按姓氏笔画排序）
　　　　马玮娟　王　盼　王　森
　　　　王　斌　王　溪　文　嫣
　　　　宁玉洁　朱延河　刘　欢
　　　　苏晓慧　吴翠艳　何淑兰
　　　　张　峰　张风娥　武世勋
　　　　郭　雄　康龙丽　蒋　宁
　　　　韩　晶　雷艳霞　谭武红
秘　书　朱延河　王　森

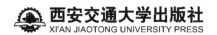

西安交通大学出版社
XI'AN JIAOTONG UNIVERSITY PRESS

内 容 提 要

　　本书较为全面、系统地阐述了地方病分子生物学的基本理论和基本概念,以及地方病分子生物学在地方病研究中的应用,同时通过上下两篇的介绍力求反映我国主要地方病分子生物学研究的最新进展。上篇为总论,包括环境与基因组学、人类遗传多态性及人类遗传标记的基础与应用;下篇为各论,包括大骨节病、克山病、地方性氟中毒、地方性砷中毒和地方性碘缺乏病几种疾病的生物学基础与应用。本书可作为地方病学、环境相关性疾病、公共卫生课程的教材,也可供从事地方病分子生物学研究与防治工作的科研工作者、临床医师及卫生管理人员参考。

图书在版编目(CIP)数据

　　地方病分子生物学基础与应用 / 郭雄主编. — 西安:
西安交通大学出版社,2017.11
　　ISBN 978 - 7 - 5693 - 0288 - 2

　　Ⅰ. ①地… Ⅱ. ①郭… Ⅲ. ①地方病-分子生物学-研究-中国 Ⅳ. ①R599.03

　　中国版本图书馆 CIP 数据核字(2017)第 300439 号

书　　名	地方病分子生物学基础与应用
主　　编	郭　雄
责任编辑	问媛媛　王银存
出版发行	西安交通大学出版社
	(西安市兴庆南路 10 号　邮政编码 710049)
网　　址	http://www.xjtupress.com
电　　话	(029)82668357　82667874(发行中心)
	(029)82668315(总编办)
传　　真	(029)82668280
印　　刷	虎彩印艺股份有限公司
开　　本	727 mm×960 mm　1/16　印张 13.75　字数 204 千字
版次印次	2018 年 5 月第 1 版　2018 年 5 月第 1 次印刷
书　　号	ISBN 978 - 7 - 5693 - 0288 - 2
定　　价	160.00 元

读者购书、书店添货,如发现印装质量问题,请与本社发行中心联系、调换。
订购热线:(029)82665248　(029)82665249
投稿热线:(029)82668803　(029)82668804
读者信箱:med_xjup@163.com

序　言

地方病是一类与地球化学因素或生物因素密切相关,流行特征呈现地方性区域特点的疾病。我国是世界范围内地方病危害最为严重的国家之一。在我国,地方病的分布范围广,患病率高,发病机制不明,部分地方病的始动病因尚未确定。缺乏早期诊断与精准治疗技术仍是目前我国地方病防控工作面临的主要难题。

现代研究证明,多数疾病的发生发展是环境与基因共同作用的结果。近20年来,以基因组、蛋白组等高通量组学检测为代表的现代分子生物学技术的快速发展与广泛应用,对生物医学科学研究与医疗模式产生了深远的影响。国际上,已启动的环境基因组学计划(Environmental Genome Project,EGP)以开展环境-基因联合致病机制研究为主,在环境暴露分子标志物、环境-基因交互作用机制等领域取得了突破,有力推动了对环境相关疾病发病机制与防治研究的进展。因此,掌握现代分子生物学研究方法与技术对我国从事地方病防控工作的人员十分重要。

近年来,我国学者也相继完成多项地方病的基因组学、转录组学、蛋白组学和代谢组学研究,在地方病环境反应基因、环境暴露分子标志物、早期分子诊断等领域取得显著进展。然而,这些成果多停留在学术研究层面,难以为基层地方病防治工作服务。因此,有必要系统总结近年来地方病分子生物学研究取得的最新成果,推进研究成果向地方病防治实践转化应用,为我国地方病防控工作提供技术支撑。

《地方病分子生物学基础与应用》的主编郭雄教授是我国地方病研究领域著名科学家,他一直从事以大骨节病为主的地方病研究工作,获得诸多研究成果。该书就是在郭雄教授的策划下和国家科学技术学术著作出版基金的支持下,编纂而成的,其中也涵括了他本人研究工作的主要成果。该书介绍了人类基因组的结构与变异、环境基因组学概念与研究策略、分子遗传标记的类型及检测与分析方法,系统地总结了大骨节病、克山病、地方性氟中毒、地方性砷中毒、地方性碘缺乏病我国

I

几种主要地方病的分子生物学研究的最新进展。读者在学习了现代分子生物学基础理论知识的基础上,可从该书了解到我国地方病发病机制与防治研究的最新进展,使理论知识与实践工作完美结合。全书结构布局合理,内容丰富,图文并茂,深入浅出,是一本值得一读的高水平专业书籍。

孙殿军

2017 年 8 月

孙殿军　研究员,博士生导师,现任哈尔滨医科大学副校长,中国疾病预防控制中心地方病控制中心主任,国家卫生与计划生育委员会病因流行病学重点实验室主任,黑龙江省流行病与卫生统计学学科带头人。

前　言

地方病系由自然因素或社会因素影响并呈地方性流行特点的一种环境相关性疾病,其发生、发展涉及环境与基因相互作用。地方病不仅分布于我国,而且分布于其他一些国家。我国的地方病病情重,危害大,范围广,受威胁人口众多,不仅给社会带来巨大经济和医疗负担,而且是病区居民因病致贫、因病返贫的重要公共卫生问题之一。目前,尽管我国大多数地区的地方病危害得到了有效控制,但是导致地方病发生的自然、地理环境条件难以根本改变。病因明确的地方病其分子发病机制不清,病因未明的地方病急需确定其环境致病因素,加之缺乏疾病生物标志、分子早期诊断与预后监测技术,难以开展分子精准预防与治疗,反映出我国地方病的防控任务仍具有长期性、艰巨性和复杂性,任重而道远。

21世纪以来,以基因组学、蛋白组学等高通量组学为代表的现代分子医学技术的广泛应用和国际环境基因组学计划的开展,对地方病的病因、发病机制研究与疾病干预模式产生了深远的影响。利用高通量组学和细胞生物学等技术,我国学者相继完成了地方病全基因组差异表达基因、蛋白和差异代谢物筛选验证,在地方病环境病因生物学效应、环境暴露分子标志物、早期分子诊断与鉴别诊断技术等领域取得一系列成果,有力推动了我国地方病发病机制与防治进展。然而,目前我国基层地方病防治人员对高通量组学等现代分子医学研究方法掌握相对有限,导致地方病最新研究成果的转化应用不足。为此,本书综合近年来地方病相关的基因组学、细胞生物学、分子生物学和临床研究进展,注重理论与实践相结合,较系统地为从事地方病分子生物学研究与防治工作的科研工作者、临床医师及卫生管理人员提供本领域最新研究成果,以推进研究成果向地方病防治实践转化,同时可培养读者追求科学真理和探求学术问题的兴趣,也能为他们今后从事地方病及分子生物学科研工作奠定良好的基础。

笔者于三年前开始策划编写本书,查阅了大量国内外有关文献,通过上下两篇的介绍总结了环境基因组学的基础理论与地方病研究的最新进展。上篇为总论,分两章介绍了我国主要地方病发生发展相关的环境与基因组学、人类遗传多态性及人类遗传标记的基础与应用的基础知识。下篇为各论,分五章介绍了大骨节病、克山病、地方性氟中毒、地方性砷中毒、地方性碘缺乏病几种地方病分子生物学的

1

研究进展,系统阐述我国主要地方病的分子生物学发病机制、临床表现、病理改变、早期治疗的分子生物学标志物等,内容包括目前地方病研究中常用的基因表达谱芯片、蛋白质芯片、代谢组学、基因通路、基因干扰、关联分析与连锁分析等技术的基础知识和研究进展,以期能更好地反映当前地方病最新研究成果及其未来发展趋势与研究热点,满足广大从事地方病基础与临床防治和研究工作者的实际需要,提高他们的创新意识及创新能力。

本著作由西安交通大学医学部地方病研究所牵头组织相关专家进行编写,主要撰写人员有(按章节编写顺序)张峰、文嫣、郭雄、康龙丽、王森、吴翠艳、马玮娟、宁玉洁、王溪、谭武红、何淑兰、苏晓慧、王盼、周冰、朱延河、蒋宁、雷艳霞、王斌、武世勋、韩晶、刘欢、张风娥。为了保证本书的质量,西安交通大学出版社的多位编辑给予认真编审,同时作为本书编写组秘书的朱延河、王森,以及张峰教授和康龙丽教授进行了审校工作。本书最后由郭雄教授审核定稿。谨在此对上述人员表示诚挚的谢意。

本书获得 2016 年国家科学技术学术著作出版基金的支持,对参与项目申报工作的问媛媛、王森,以及评审专家表示衷心的感谢。

虽然我们在策划、设想到编写的过程中都想以最新、最全、最精炼和最实用的内容奉献给读者,但限于各种原因,难免存在疏漏之处,敬请读者批评指正。

郭雄

2017 年 8 月

郭雄　二级教授,博士生导师,西安交通大学医学部公共卫生学院,全球健康研究院地方性疾病研究中心主任,国家卫生与计划生育委员会微量元素与地方病研究重点实验室主任。

目　　录

上　篇　总　论

第1章　环境与基因组学

第2章　人类遗传多态性及人类遗传标记的基础与应用

下　篇　各　论

第3章　大骨节病的生物学基础与应用

上 篇

总 论

第 1 章

环境与基因组学

1.1　环境与人类疾病的关系

人类生存的环境可以分为内环境和外环境。内环境是指体细胞所生存的液体环境,由细胞外液和组织液构成。外环境是指人类生存繁衍所处的环境,主要包括自然环境和社会环境等。环境与人类的健康密切相关,人体通过与自然环境进行物质和能量的交换,使机体与环境之间保持着动态平衡,环境中理化因素和生物因素的变化会直接引起人体功能的改变,导致动态平衡破坏,进而诱发疾病。

环境基因组学、毒理基因组学研究的快速发展,促进了人们对环境、基因和疾病关系的进一步认识。现代环境病因学研究发现,多数疾病受环境因素的影响,是环境因素和机体遗传易感性共同作用的结果。根据作用方式不同,环境在疾病发生发展中的作用可以分为:①急性危害,即环境危险因素短时间高剂量暴露可迅速导致机体出现不良反应、功能失常甚至死亡;②慢性损伤,即环境危险因素低浓度、长期反复作用于人体可以引起组织器官功能受损,这种损伤作用经过长期积累最终诱发疾病。例如,现有证据表明,80%～90%的癌症与环境因素密切相关,病毒感染、化学致癌物和微量元素缺乏均可显著增加癌症发病风险[1]。太行山南段是我国食道癌高发的地区之一,研究发现,当地粮食和饮用水中的钼含量较低,而亚硝酸盐的含量则显著高于其他地区。此外,人群中较为常见的高血压病、糖尿病、肥胖和骨质疏松症等复杂疾病同样与环境因素关系密切。例如,芬兰东北部的土壤中微量元素较为缺乏,当地的心肌缺血死亡率是欧洲国家中最高的,而意大利、希腊等地中海沿岸国家的土壤中微量元素含量丰富,当地心肌缺血死亡率显著低于欧洲其他国家平均水平。

地方病(endemic disease)是发生在特定的地理区域,与当地环境密切相关的一类疾病,环境因素在地方病的发生和发展过程中发挥着重要作用。依据环境病因的不同,地方病可以大致分为化学源性地方病和生物源性地方病。自然界中存在着92种化学元素,在生物体内已经发现70多种。这些元素在维持机体正常功能、抵御外环境有害因素方面发挥着重要作用。研究发现,某些微量元素可以抑制生物毒素的毒性,提高机体免疫力。化学源性地方病多由病区当地环境中一种或多种化学元素不足、过多或者比例失常造成。例如,在我国分布较广的氟中毒和砷中毒就是由于环境中的氟含量和砷含量过高,通过食物或者饮水作用于人体,导致机体摄入过多的氟和砷,诱发皮肤、骨骼和神经系统损伤[2]。此外,病因尚不明确的大骨节病和克山病与环境硒含量低密切相关;缺硒也可增加个体对心血管疾病和癌症的易感性[3]。生物源性地方病则由于在病区当地繁衍的病原体侵害人体造成,常见的生物源性地方病包括血吸虫病、鼠疫等。生物源性地方病的部分病原体可以在不同宿主间寄生,传播过程中也可能发病变异。在一定条件下,生物源性地方病可能会突破固有病区,发展成传染病,引起更大危害。

我国是地方病危害较为严重的国家之一,地方病防治工作形势仍较为严峻。根据《2016中国卫生和计划生育统计年鉴》显示,我国现有氟斑牙患者2831.23万例、氟骨症患者290.41万例、大骨节病患者56.76万例、克山病患者3.74万例、碘缺乏病患者480.63万例、血吸虫病患者7.71万例。地方病不仅给患者带来了巨大的身心痛苦,而且也给病区带来了沉重的医疗和财政负担,是当地"因病致贫、因病返贫"的主要原因之一。

1.2　人类基因组

1.2.1　基因组的结构与功能

每种生物都有自己独特的基因组(genome),基因组携带着构成和维持该生物体生命形式所必需的一切生物信息,决定了生物体的所有性状。简单说,基因组就是生物体单倍体细胞中包括基因与基因间区域在内所有的DNA分子。当然,一些病毒,如人类免疫缺陷病毒(human immunodeficiency virus,HIV)病毒,其基因组由RNA组成。

　　人类基因组由两部分构成,核基因组(nuclear genome)(图1-1)和线粒体基因组(mitochondrion genome)(图1-2)。核基因组存在于细胞核内染色体上,是人类基因组主要的组成部分,人类基因组计划是主要针对这部分的测序。本节将重点介绍核基因组的特点。线粒体是人体细胞中能量代谢的场所,有自身的一套遗传体系,它的DNA是一个长为16 569 bp的环状分子,其上有37个基因,每个线粒体中有4～10个拷贝。

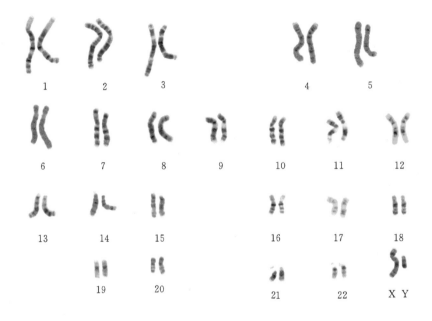

图1-1　人类核基因组(来自维基百科)

　　人类的核基因组庞大而又复杂,由大约30亿碱基对组成,但其中2万～2.5万个基因仅占所有序列的3%。人类的基因是不连续的,编码蛋白质的外显子(exon)被非编码的内含子(intron)隔开。当DNA被转录成mRNA前体后,这些内含子区域随即被剪接(splicing)掉,再经进一步加工形成可翻译为蛋白质的mRNA分子。剪接的方式是可变的,称为选择性剪接(alternative splicing)。这种机制使得一种基因可形成不同的蛋白质,这也就是为什么蛋白质种类远多于基因数量的一个原因。在基因上下游附近,往往会存在一些调控区域,如启动子、增强子、沉默子,这些元件可调控基因的转录。

　　除了这些基因的序列,基因组上绝大部分区域是非基因的序列。这些区域

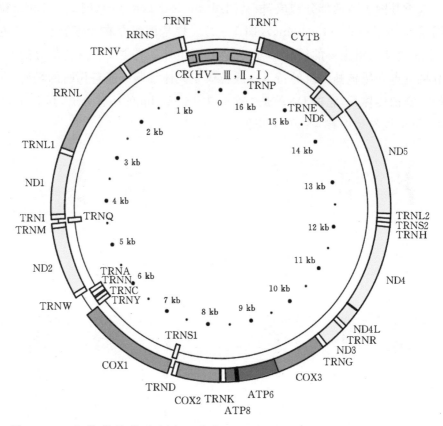

图 1-2　人类线粒体基因组(引自 http://www.cnblogs.com/xudongliang/
　　　　p17086369.h)

对人类有什么样的价值,目前还不清楚。在这些区域中存在着大量的串联重复
DNA,称为卫星 DNA。卫星 DNA 散布于整个基因组,但大多位于着丝粒,可
能对维持着丝粒的结构起作用。小卫星 DNA 和微卫星 DNA 重复序列更小,
功能同样不太清楚。除了这些串联重复序列,也有一些散在的重复序列,如长
散布核元件(long interspersed nuclear element,LINE)、短散布核元件(short
interspersed nuclear element,SINE)、长末端重复(long terminal repeat,LTR)
和 DNA 转座子。散在的重复可发生在离原序列较远的位置,其产生的机制与
串联重复不同。

1.2.2　基因组变异与疾病

每种生物都有自己独特的基因组,这意味着不同生物之间,他们的基因组可能千差万别。在同一种生物内部,差异也同样存在。以人类为例,即使是一对同卵双胞胎(monozygotic twins),他们的基因组也不可能完全相同。据估算,人与人之间基因组的差异大约在 0.01%。当地理或亲缘关系越近时,基因组的差异就相对越小,当然,个体间性状的差异也相对越小。这种基因组上的差异最终造就了这个丰富多彩的生物界,这种差异被称为基因组变异(genome variation)[4]。

人类基因组变异可发生于从染色体到单核苷酸的各个层次,而每一种变异均可通过不同的机制导致个体产生疾病或疾病易感性。本节将从基因组结构变异和单核苷酸多态性两个方面来简要介绍人类基因组的变异及变异与疾病的关系。

1.2.3　基因组的结构变异

基因组结构变异(structural variation)(图 1 – 3)通常是指基因组内大于 1 kb的 DNA 片段缺失(deletion)、插入(insertion)、重复(duplication)、倒位

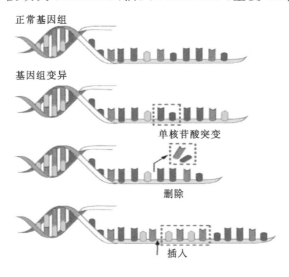

正常基因组

基因组变异

单核苷酸突变

删除

插入

图 1 – 3　基因组结构变异

(inversion)、易位（translocation）及 DNA 拷贝数目变化（copy number variation,CNV）。

早期人类对于基因组变异的认识集中于染色体上产生的畸变,这是因为这种改变可通过显微镜直接观察,相关的 DNA 片段多大于 3 Mb,我们将这种改变称为显微水平的基因组结构变异。显微水平的基因组结构变异主要包括染色体数目的畸变、重排、缺失、插入、倒位、易位及脆性位点。例如,人类的 Down 综合征就是一种由染色体数目的畸变所导致的疾病,由于卵子在减数分裂时 21 号染色体不分离,导致患者比正常人多出一个 21 号染色体,又称为 21-三体综合征。又如,当 5 号染色体产生片段缺失时,会使个体产生一种叫"猫叫综合征"的疾病,因其患者婴儿期的哭声似猫叫而得名。

随着分子生物学的发展,尤其是 DNA 测序技术的进展,人类可观察到更多的、更小的基因组结构变异,包括 DNA 分子的缺失、插入、重复、重排、倒位、DNA 拷贝数目变化等。相关的片段多在 1 kb～3 Mb,称为亚显微水平的结构变化[5]。卫星 DNA 与微卫星 DNA 也属于此类变异。不同个体之间的重复单位和重复次数不同,构成了人类的短串联重复序列（short tandem repeats,STRs)多态性。人类基因组结构变异的区域涉及数百万碱基对,其中有些横跨基因区域或基因调控区域,会对基因的表达产生影响。这类较小的变异在基因组中更常见,所导致的疾病种类也更多。例如,X 染色体上的 F8 基因的部分或全部缺失,其他 DNA 分子插入其中或基因的倒位均可导致个体产生血友病 A（hemophilia A,HA),这是一种以组织血肿和关节出血为特点的遗传性疾病。除了直接导致疾病,结构变异还会引起个体易感性的差异,尤其是对于复杂性疾病,往往是由于多种变异的叠加效应和环境因素共同作用而产生的。已有研究证明,细胞色素 P450 基因如 CYP2D6 参与药物代谢,其拷贝数的改变会影响机体对三环抗抑郁药和安定药的代谢,并且与喉癌和肺癌相关[6]。

1.2.4　单核苷酸多态性

单核苷酸多态性（single nucleotide polymorphism,SNP)主要是指在基因组上由单个核苷酸的变异所引起的 DNA 序列多态性。它是人类可遗传的变异中最常见的一种,在人类基因组中广泛存在,平均每 500～1000 碱基对中就有一个,估计其总数可达 300 万个,甚至更多[7]。

在基因组 DNA 中,单核苷酸多态性既有在基因序列内的,也有在基因以外非编码序列上的。总的来说,位于编码区内的单核苷酸多态性(coding SNP, cSNP)比较少,但它在遗传性疾病研究中具有重要意义。从对生物的遗传性状的影响上看,cSNP 又可分为两种:一种是同义 cSNP(synonymous cSNP),即单核苷酸多态性所致的编码序列的改变并不影响其所翻译的蛋白质的氨基酸序列,突变碱基与未突变碱基的含义相同;另一种是非同义 cSNP(non-synonymous cSNP),指碱基序列的改变可使其翻译或调控的蛋白质序列或表达量发生改变,从而导致生物性状的改变。例如,当编码血红蛋白基因的其中一个位点由 CTT 突变为 CAT,这个三联码即被改变,导致多肽链上的一个谷氨酸被缬氨酸所取代,血红蛋白功能发生异常,个体就会出现镰刀型细胞贫血症。

因为单核苷酸多态性数量多,分布广,可快速检测,分型结果简单明了,已有大量针对复杂疾病的关联分析出现,试图寻找与疾病相关的易感基因。例如,针对 2 型糖尿病的关联分析已发现许多可疑致病基因,如 GLUT10、INSR、IRS1、IRS2,这些结果为糖尿病的进一步研究提供了线索[8]。

许多研究证据都表明,地方病是由环境因素与基因相互作用所导致的复杂性疾病。在病区,即使在同样的环境条件下,有的个体仍然不会出现症状,这种个体间患病的差异就是由基因组的变异所导致的。在对大骨节病的研究中就发现了多种与大骨节病相关的多态性位点,例如,12 号染色体上的 8 个短串联重复序列位点,2 号染色体上的 2 个短串联重复序列位点均被证实与大骨节病发生发展相关[9]。此外,还有在 GPX1、GPX4、IL - 1β、HLA - DBR1、SEPP1 基因上也发现了与大骨节病相关的单核苷酸多态性位点,这些基因是大骨节病的候选易感基因,应在进一步的实验中来探索它们在大骨节病的发病中所扮演的角色[10]。

1.2.5　人类基因组计划

人类基因组计划(Human Genome Project,HGP)是与曼哈顿原子弹计划和阿波罗计划并称的 20 世纪三大科学计划,是人类对于自身奥秘的重大探索,堪称人类科学史上的一项伟大工程。这项规模巨大的工程是在多国科学家的共同努力下实现的,它完成了人类基因组所包含的 30 亿碱基对序列的测定,从而绘制了人类基因组图谱,并标示了基因的位置和序列,达到了破解人类遗传信息的目的。

1984 年,在一个由美国能源部委托召开的学术会议上,科学家们第一次讨论了测定人类整个基因组序列的价值与意义[11]。随后,美国能源部决定资助人类基因组计划的启动,并出资帮助科学家发展相关技术。1988 年,DNA 双螺旋结构的发现者詹姆斯·沃森加入美国"国家基因组研究中心"并任主任,他的加入使得这一计划得到显著的推动,但他又于 1992 年离开了此项计划。1990 年,这项计划终于得到美国国会的通过并正式启动,预期在 15 年内完成。之后,随着英国、日本、德国、法国、中国加入这项计划,使其变成了一个国际合作的计划,并形成了国际基因组测序联盟。我国于 1999 年正式加入国际人类基因组计划,承担了全部测序工作的 1%。1998 年,美国一家名为 Celera Genomics 的生物技术公司成立,他们应用一种"霰弹法测序策略"独立开展基因组的测序工作,人类基因组计划也因为他们的竞争加快了步伐。2000 年 6 月 26 日,科学家宣布了人类基因组计划的草图完成,其所有人类基因组数据为人类共有财产,不允许专利保护。

人类基因组计划的完成,极大地促进了生物学、医学乃至整个生命科学的发展。科学工作者可以方便地通过互联网查找人类基因组的数据库,得到基因 DNA、cDNA 的序列、蛋白质的结构和功能,了解它们与人类疾病的关系。其他科学家所做的相关工作,也可以通过与其他物种 DNA 序列进行比对来研究生物的进化。如今,人类已经迈入了后基因组时代,基因功能的研究、蛋白质组学的研究成为科学研究的热点。

1.3　环境基因组学

1.3.1　环境基因组学概述

环境基因组学是在人类基因组计划基础上发展起来的一门学科,是后基因组时代功能基因组学的一项重要研究内容。人类许多疾病都是由环境暴露与相关基因相互作用所导致的,如果能找出人类基因组中那些环境应答基因(environmental response gene),并准确评价环境暴露与基因所导致的危险度及它们相互作用的机制,就能增强人们对疾病的认识,也可帮助个体更好地预防疾病。环境基因组学的宗旨便在于发掘那些对环境因子产生特定反应并影响人类对疾病易感性的基因,并探索这些基因的功能及其所产生的患病风险。

美国国立环境卫生科学研究所(National Institute of Environmental Health Sciences,NIEHS)于 1997 年 10 月首次提出环境基因组计划(Environmental Genomics Project,EGP),并于 1998 年投资 6000 万美元正式启动。该计划的主要内容包括环境应答基因的多态性研究、确定引起环境暴露致病危险性差异的遗传学基础、环境-基因相互作用对疾病发生影响的人群流行病学研究、环境-基因相互作用对疾病发生影响的分子机制的研究。环境基因组计划中设立了以下 6 个研究项目。

(1)DNA 序列测定和分析:这是发现和认识多态性的前体。环境基因组计划包括的测序项目有序列测定与分析,以确定遗传学变异为目的的再测序,同源性鉴定,载体构建、侧翼序列和内含子/外显子分析,增强子和其他一些调节域的分析等。

(2)功能分析:功能分析包括结构与功能研究、酶学研究、细胞内定位、蛋白质结构、组织器官特异性基因表达模型、功能基因的分析、转基因或其他动物模型、体外或细胞培养等。目前,在这些方面,科学家已经在酵母的氧化 DNA 修复的生化遗传学研究、人类乳腺细胞色素 P450 和有机氯化合物研究、遗传和毒理研究、细胞色素 P450E1 研究方面取得了一些进展。

(3)流行病学研究与人群的研究:其研究包括环境和分子流行病学研究、生物标记、基因易感性、环境和基因之间的相互作用等。

(4)技术的发展:只有更好地发展研究方法,才能更快地分析基因多态性及基因和蛋白质的功能。需要优先发展的技术包括 DNA 微阵列、质谱、毛细管电泳、高效液相色谱、变性高效液相色谱等。

(5)生物信息学的研究:这类研究主要涉及与环境作用有关的生物大分子(DNA、RNA、蛋白质)的数据库的建立,以及基于 Web 网上资源的开发和共享。

(6)伦理、法律与社会问题的讨论与探索:比如如何保护那些参与研究的个体,研究结果的利用及科学研究如何为社会上的大多数人服务。

环境基因组计划研究的疾病类型主要有 7 大类,包括癌症、呼吸系统疾病、退行性神经系统疾病、发育紊乱、先天缺陷、生殖功能缺陷、自身免疫疾病。涉及的基因包括 DNA 修复基因、外源化合物代谢及解毒基因、代谢基因、信号传导基因、受体基因、参与氧化过程的基因、介导营养因素的基因等。

对具有遗传易感性的人群(或亚群)研究能更精确地鉴定出引起疾病的环境成分和暴露的真实危险度。然而,由于复杂的和多方面因素的相互作用,已鉴定的个体多态性并不能准确地预测出个体对暴露的危险度。每个个体的完整暴露危险度取决于外加暴露史、营养状况、年龄和发育过程、性别及其他因素。环境基因组计划所构建的资料库将使我们在流行病学研究中充分认识到环境与疾病的相互关系。对易感的人群或亚人群进行鉴定后,可从人群中区分出来那些易感人群。环境基因组计划将为未来的易感性基因产物和对环境暴露的遗传学反应的分子机制研究提供信息,同时在流行病学中,可以有针对性地进行环境暴露的分子遗传学研究及建立一套全新的技术方法。

1.3.2　环境基因组学发展现状

据世界卫生组织的数据显示,肺癌在 20 世纪末已成为各种癌症死亡的首要原因,目前其发病率仍呈上升趋势。肺癌患者往往忍受着极大的痛苦。吸烟是一个比较明确的可增加肺癌患病风险的重要环境因素,而多环芳烃化合物是烟草产生的主要致癌物。CYP1A1 基因编码细胞色素 P4501A1。P4501A1 可激活进入人体的多环芳烃化合物,使其形成一种可损伤 DNA 的活性物质。已有研究证实,烟草可引起肺部组织 DNA 加合物含量上升,这种改变与 CYP1A1 基因增强子区域的甲基化程度呈负相关。CYP1A1 基因增强子区域的甲基化程度越低,转录出的 mRNA 水平反而越高,也就是引起了细胞色素 P4501A1 的高表达,于是,细胞色素 P4501A1 催化多环芳烃化合物的速率被大大加强。这可能是吸烟引起肺癌的一种机制。另外,一项针对吸烟人群基因多态性的 Meta 分析也显示,不论是黄色人种还是白色人种,CYP1A1 基因第七外显子上的一个单核苷酸多态性位点与肺癌的发病相关。这个位点位于 CYP1A1 基因的第 4889 位碱基,突变最终导致蛋白第 462 位氨基酸由异亮氨酸(Ile)变为缬氨酸(Val)[12]。于是,人群中出现 3 种不同基因型的 CYP1A1 A 型(Ile/Ile)、B 型(Ile/Val)、C 型(Val/Val)。其中,B 型与 C 型是肺癌的易感基因型,并且与吸烟交互作用会增加肺癌的患病风险。这可能与此 3 种蛋白活化多环芳烃化合物的能力不同有关。

铅是一种重要的工业原料,在制药、化工、印刷等行业中均有应用。但铅又是一种有毒的重金属,长期的铅暴露会对人体产生一系列的损害,涉及血液、造血系统、神经系统、消化系统血管及肾脏。铅中毒是目前的一个重大公共卫生难题。人体内的铅均来自于外环境,但是即使在同样的铅暴露环境中,个体的血铅水平也不相同,一部分个体对铅暴露更敏感,说明除了外暴露外,遗传背景的差异也会导致个体对铅暴露敏感性不同。δ-氨基乙酰丙酸脱水酶基因 *ALAD* 的多态性是导致这种个体差异的一个原因。δ-氨基乙酰丙酸脱水酶参与人体内血红蛋白的合成,铅可阻遏它的活性。*ALAD* 基因可形成 *ALAD1* 与 *ALAD2* 2 种变体,3 种 δ-氨基乙酰丙酸脱水酶同工酶。其中 *ALAD2* 对铅的亲和力更强。研究证实,基因型为 *ALAD1 * 2* 与 *ALAD2 * 2* 的个体在同样的铅暴露条件下血铅水平更高。可以确定,*ALAD* 是铅暴露的一个环境反应基因[13],但是目前并不清楚这种影响是通过怎样的机制完成的。

主要参考文献

[1] PERERA F P. Environment and cancer: who are susceptible? [J]. Science,1997,278 (5340):1068 – 1073.

[2] 范中学,李平安,李晓茜,等.陕西省燃煤污染型氟砷中毒防治现状及策略 [J].中国地方病学杂志,2010,29 (1):104 – 106.

[3] 殷秀云,徐昕,张卫星,等.克山病及大骨节病患者与其对照人群的发硒水平[J].中国地方病学杂志,1999,18 (1):26 – 27.

[4] HUDDLESTON J,EICHLER E E. An incomplete understanding of human genetic variation[J].Genetics,2016,202 (4):1251 – 1254.

[5] ALTSHULER D,DURBIN R M,ABECASIS G R,et al. A map of human genome variation from population-scale sequencing[J].Nature,2010,467 (7319):1061 – 1073.

[6] SACHSE C,BROCKMOLLER J,BAUER S,et al. Cytochrome P450 2D6 variants in a Caucasian population: Allele frequencies and phenotypic

consequences[J]. American Journal of Human Genetics,1997,60（2）：284 - 295.

[7] BILLINGS L K,FLOREZ J C. The genetics of type 2 diabetes：what have we learned from GWAS？ [J]. Annals of the New York Academy of Sciences,2010,1212：59 - 77.

[8] POWERS A C,AHIMA R S. The Year in Diabetes and Obesity[M]. Hoboken：Wiley - Blackwell,2010.

[9] 康龙丽,郭雄,左弘,等.大骨节病患者12号染色体7个STR位点基因频率分析[J].中华流行病学杂志,2005,26（10）：790 - 793.

[10] 熊咏民,李媛媛,白广禄,等.抗氧化硒蛋白基因多态性与大骨节病易感性研究[C]//中国医学会地方病学会.第七次全国地方病学术会议论文集.济南:中华医学会地方病学会学术委员会,2011:1 - 2.

[11] GREEN E D,WATSON J D,COLLINS F S. Human Genome Project：Twenty-five years of big biology[J]. Nature,2015,526（7571）：29 - 31.

[12] HOULSTON R S. *CYP1A1* polymorphisms and lung cancer risk：a meta-analysis[J]. Pharmacogenetics,2000,10（2）：105 - 114.

[13] KELADA S N,SHELTON E,KAUFMANN R B,et al. Delta-aminolev ulinic acid dehydratase genotype and lead toxicity：A HuGE review[J]. American Journal of Epidemiology,2001,154（1）：1 - 13.

（张峰　文嫣　郭雄）

第 2 章

人类遗传多态性及人类遗传
标记的基础与应用

2.1 人类遗传多态性

遗传多态性(genetic polymorphism)是指一个生物群体同时或经常存在两种或者两种以上不连续的变异型或者基因型,每种类型的比例都较高,不能由重复突变来维持的一种现象。一般认为,DNA 序列中某些特定位点的变异频率低于 1‰为突变,超过 1‰则为多态,这些 DNA 序列的不同区域中的大部分也就被称为 DNA 多态性位点。它们不仅可以用于精密遗传连锁作图、遗传病相关基因定位、法医学个体识别及临床器官移植等领域,而且近年来在人类起源、分化、迁移等方面也得到了广泛的应用。常见的人类遗传多态现象有染色体的多态性、酶和蛋白质多态性、抗原多态性及 DNA 多态性[1]。

染色体的多态性又称异态性(heteromorphism),是指正常人群中经常可以见到的各种染色体形态的微小变异现象。染色体的多态性主要表现在同源染色体的大小形态或着色等方面的变异。染色体多态性的临床意义尚不清楚。在产前诊断中,染色体的多态性可以区分胎儿细胞和母体细胞,可探讨异常染色体不分离的来源,有利于优生。同时,染色体的多态性可以用于鉴定不同个体,对法医鉴定中的亲权判定有一定意义。

蛋白质的多态性主要是结构蛋白的多态性。分子生物学的研究表明,蛋白质的一级结构是由染色体 DNA 上的基因所决定的,即 DNA 序列决定了蛋白质分子中氨基酸的排列顺序,形成蛋白质的一级结构。蛋白质的一级结构是蛋白质最重要的特性,并决定蛋白质的空间结构,这也是区分不同蛋白质的根本。蛋白质的一级结构决定了蛋白质的二级、三级、四级结构的三维空间结构,使不同蛋白质发挥着特异的生物功能。酶的遗传多态性表现为许多酶都存在同工酶的现象，这种同工酶不仅可以存在于不同个体，而且可以存在于不同组织之中，甚至在同一细胞的不同细胞器中也有同工酶。抗原多态性主要是由于基因突变发生而引起的，主要有红细胞抗原和白细胞抗原系统。至今已经发现 20 多个红细胞血型系统，其中包括 400 多种红细胞抗原。白细胞抗原系统中以人类的主要组织相容性复合体（major histocompatibility complex，MHC）中的人类白细胞抗原（human leucocyte antigen，HLA）最为重要，是目前所知人类最大的一个抗原多态系统。人类白细胞抗原多态现象主要是由于存在复等位基因，基因性质是共显性的，致使同一人群的不同个体，同一座位的基因产物不同而有不同的表现型。

在人群中，不同个体之间的基因产物大多数是一致的，但是每个个体在遗传上还是有所不同的，而这种个体之间的差异从本质上讲是 DNA 碱基顺序存在差异。通过内切酶切割不同个体的基因组 DNA 出现不同长度的片段，并通过孟德尔方式遗传，称为 DNA 多态性。DNA 多态性主要有片段长度多态性和序列多态性两大类，它可以通过遗传标记来检测。

存在于任何一个物种的群体内或者群体间极其丰富的遗传多态性，可以在表型的不同层次上观察到。多态性表现在形态特征直到 DNA 的核苷酸序列，以及它们所编码的酶与蛋白质的氨基酸序列。一个人的两套单倍体 DNA 是不完全相同的，一般每 100～500 碱基对就有一个是不同的，这些不同点主要位于内含子序列中。除单卵双生子外，人群中没有两个个体的基因组 DNA 是完全相同的。这种个体间不同类型的遗传多态性是法医学进行个体识别的遗传学基础。DNA 由于具有高度的多态性，在不同个体间的差异表现得尤为突出，在法医学个体识别中发挥出了巨大的作用，因此是目前法医学研究的热点课题。

群体遗传学为了量化描述遗传变异，以群体中多态基因的比例来表示多态性的大小，因此，DNA 多态性的研究也为群体遗传学研究所关注。当用多态性来度量群体的遗传变异时，受样本的大小和选用什么样的多态性标准等因素的影响，多态性可能作为进化变化基础的遗传变异而普遍存在于自然群体中，人类也存在多种多态现象。群体遗传学的任务之一就是将这些普遍存在的变异进行量化并建立进化变化的理论，以对观察结果做出预言[2-3]。

2.2　人类遗传标记

遗传标记是指那些能表达生物的变异性,且能稳定遗传,可被检测的性状或物质。19 世纪中期孟德尔(G. J. Mendel)发现遗传法则后,人体上一些简单的遗传特征(如味盲、色盲、舌运动、耵聍等)成为最早的遗传标记。这些标记都是对形态的描述,因此被称为形态学标记。形态学标记无法直接反映遗传物质的特征,仅是遗传物质的间接反映,且易受环境的影响,因此具有很大的局限性。细胞和分子生物学的不断发展,使直接研究生物体内的遗传物质 DNA 成为可能。科学家相继发现了一系列 DNA 遗传标记。按照标记的类型,DNA 遗传标记分为长度多态标记和序列多态标记。长度多态标记包括卫星 DNA 标记、小卫星 DNA 标记、微卫星 DNA 标记、大片段重复标记等。序列多态标记是指单核苷酸多态标记。其中,限制性片段长度多态性(restriction fragment length polymorphism,RFLP)为第一代 DNA 遗传标记,短串联重复序列为第二代 DNA 遗传标记,单核苷酸多态性为第三代 DNA 遗传标记。

人类遗传图谱的构建依赖于各种遗传标记,遗传标记越多,每个标记的多态性越高越好。除此之外,作为遗传标记,还要求其在基因组染色体上有明确的位置,该座位上的所有等位基因就检测手段而言呈共显性,外显率都能达到100%。但是,并非每个遗传标记都有同等作用,只有那些具有种族特异性和个体特性的标记,才能提供足量有价值的遗传信息。因此,DNA 遗传标记和群体资源的选择将成为群体遗传学、医学遗传学、法医学理论与应用研究的关键。

遗传标记的多态性程度及其应用价值一般可用杂合度(heterozygosity,H)、多态信息含量(polymorphism information content,PIC)、个体识别力(discrimination power,DP)和非父排除率(probability of paternity exclusion,PPE)来衡量。其中,杂合度能客观地反映出群体的遗传变异水平。平均杂合度越大,表明群体内遗传差异也越大。多态信息含量直接反映出一个遗传标记所包含或所能提供的遗传信息容量。一般认为,当 PIC>0.5 时,标记具有高度的可提供信息性;当 0.25<PIC<0.5 时,标记能够较合理地提供信息;当 PIC<0.25 时,标记可提供的信息性较差。个体识别力和非父排除率则反映了该遗传标记在法医学个体识别及亲权鉴定中的能力,一般当 DP>0.8、PPE>0.5 时,属于高度多态性遗传标记,具有较高的应用价值。

经典的遗传标记是能以电泳或者免疫技术检出的蛋白质标记,如红细胞ABO血型标记、白细胞抗原标记、血清蛋白型、酶型等。但是已知呈共显性的蛋白质数目不多,等位基因的数目也不多,而且检测手段烦琐,再加上人类本身不能像其他生物那样进行有选择、有目的的婚配,子代的个体也不能像其他生物那样众多,况且人类的寿命又比较长,这些在一定程度上限制了人类的遗传分析研究。DNA技术的建立,为开展人类遗传研究提供了更加理想的遗传标记,突破了人类遗传分析上的"瓶颈",使人类有了先于其他生物的详细遗传图。

第一代DNA遗传标记是限制性片段长度多态性。它是在蛋白质多态性基础上发展起来的一种分子标记。因为DNA序列的改变,甚至一个核苷酸的变化,就可能引起某个限制性内切酶切点的丢失或产生,导致酶切片段长度的变化,就可用常规的琼脂糖凝胶电泳来检出。因为核苷酸序列的改变遍布整个基因组,特别是进化中选择压力不太大的非编码序列之中,限制性片段长度多态性的出现频率很高,所以满足了上述遗传标记"多态性"与"高频率"的要求。限制性片段长度多态性作为遗传标记是D. Botstein等人于1980年提出来的,而其用于定位疾病基因的最著名的例子便是1983年J. F. Gusella等人对Huntington病(HD)基因的定位。1987年Dinis-Keller等人建立了人类第一张以限制性片段长度多态性为遗传标记的"遗传图"。

限制性片段长度多态性的局限性是明显的:首先,它是基于一个(或少数几个)核苷酸的点突变,一般只能形成限制性酶切点的"能切"与"不能切"两种状况,因而所产生的不同长度的酶切片段(所谓的"等位片段"),一般也只有两个,能提供的"多态性"信息有限;其次,现有的限制性内切酶不可能检出所有的核苷酸的改变;最后,检测某个座位的限制性片段长度多态性需要该座位的DNA片段作为探针,进行定"点"分析,并且需要放射性同位素标记与Southern印迹法,既不安全又不宜自动化,耗用的DNA样本量也较大。因此,科学家们一直致力于发现新的遗传标记的工作。

人类基因组的重要特点之一是存在很多重复序列分布于基因组的很多个部位。在某一点上,可能只有一个"重复单位",但更多的情况是成簇的,即以正向("头—尾")或反向("头—头""尾—尾")串联重复。在检测限制性片段长度多态性的过程中,就发现其中一种类型是重复序列造成的,构成了"可变数目串联重复序列"(variable number of tandem repeat,VNTR),可变数目串联重复序列能用一定技术检测到不同长度的片段。这些重复序列根据重复的核心序列片段大小大致可分为 3 类:高度重复的串联重复序列,称为卫星 DNA(satellite DNA);中度重复的串联重复序列,称为小卫星 DNA(minisatellite DNA);轻度重复的串联重复序列,称为微卫星 DNA(microsatellite DNA),也就是目前统称的短串联重复序列,其重复单位为 2~6 bp。短串联重复序列由于重复次数变化很大,因而在一个群体中,在基因组的相同位点,不同个体的微卫星序列的长度变动很大,表现出高度多态性[4-5]。

　　短串联重复序列有两个最突出的优点。一是作为遗传标记的"多态性"与"高频率"。$(CA)_n$ 等短串联重复序列由于在进化上不受选择,因而在同一点上重复单位数目变化很大,可能有多达几十种的"等位基因",这是现时所发现的其他遗传标记所不能比拟的,而且这样的位点出现的频率很高,遍布整个基因组。二是采用重复序列两侧的特异性单拷贝序列作为其在基因组中的定"点"标记,以 PCR 技术操作,可以实现机器化、自动化、电脑化以至完全机器人化。至 1996 年初,已经建立了由 6000 多个以短串联重复序列为主体的遗传标记所组成的"连锁图",平均分辨率(两个标记之间的平均距离)已达 0.7 cM。据GenBank 等数据库资料统计,人类 23 对染色体上至少分布着 7901 个短串联重复序列位点,每对染色体的短串联重复序列位点分别超过 100 个,其中1 号、2号染色体的位点均超过 600 个,性染色体上的已知位点数在 264 个以上,现有的短串联重复序列位点覆盖长度达 4000 cM,平均间距 0.7 cM。随着人们对短串联重复序列的进一步研究,其数目还会不断增加。这种多态性标志已广泛用于构建人类遗传连锁图谱、基因定位、遗传病诊断、肿瘤细胞染色体分离与重组,以及亲子鉴定等法医学检查。

　　1996 年,科学家们又提出了称之为"第三代 DNA 遗传标记"的单核苷酸多态性。单核苷酸多态性是指 DNA 序列中单个核苷酸的差别,是人类基因组中数量最多的一种多态形式,总数可达 300 万个,平均每 500~1000 碱基对中就有一个单核苷酸多态性。其中,约有 20 万个碱基存在于编码区,称为 cSNP(coding SNP)。单核苷酸多态性是一种双等位基因(biallele)形成的多态,而单核苷酸多态性 DNA 则是多等位基因形式的多态。1998 年 D. G. Wang 采用高密度 DNA 芯片技术在 23 Mb 人类基因组 DNA 中,准确检测了 2227 个单核苷酸多态性。DNA 芯片技术的建立使人们有可能迅速大量搜寻单核苷酸多态性,而人类基因组中,单核苷酸多态性的数量远远多于微卫星多态。在密度为 1 cM 的基因组遗传图谱上,基因频率呈 50%～50%分布(突变个体与正常个体呈 1∶1 分布)时提供的信息量与基因频率 80%～20%分布时大致相当;在低密度图谱上,前者提供更多的信息量,在 1 cM 图谱上,基因频率呈 90%～10%分布时,提供的信息量有所下降。这说明在高密度图谱上,分布频率在 20%～80%范围内波动时,双等位基因提供的信息量改变很小,而在 5～10 cM 图谱上,分布频率在 30%～70%范围内波动时,提供的信息量大致相当。同时也说明,搜寻大量的单核苷酸多态性构建高密度的基因图谱更有利于连锁分析。700～900 个单核苷酸多态性提供的信息量相当于 300～400 个微卫星提供的信息量。著名的 TSC 数据库目前已经收录了近 90 万个单核苷酸多态性位点。

单核苷酸多态性与限制性片段长度多态性和短串联重复序列等 DNA 遗传标记的主要不同是,不再以"长度"的差异作为检测手段,而直接以序列的变异作为标记。因为所有"遗传多态性"的分子基础都是核苷酸的差异,在理论上,单核苷酸多态性有可能在核苷酸水平上,把"序列图""物理图"与"遗传图"最终有机地整合、统一起来。在技术上,单核苷酸多态性有可能摒弃遗传标记分析技术"瓶颈"——凝胶电泳,而将最新的非电泳 DNA 序列分析技术用于统一的基因组图的构建。

单核苷酸多态性虽然存在一定问题,如位点筛选不足等,但仍是目前最有发展前途的一类新型 DNA 遗传标记。单核苷酸多态性标记的开发和应用,解决了遗传标记分析技术中有关凝胶电泳的问题,为 DNA 芯片技术应用于遗传作图提供了基础。

综上所述,各种遗传标记都是基于基因组 DNA 水平的差异和相应的检测技术,只有两者结合才能提供尽可能多的遗传标记。随着遗传标记的拓展和广泛应用,遗传图谱的使用价值将日益提高。

2.3　人类遗传标记系统

遗传标记系统是指具有特定遗传方式的遗传标记。人类 DNA 遗传标记主要有 3 个不同种类——常染色体遗传标记系统、线粒体 DNA 遗传标记系统和 Y 染色体遗传标记系统。三者各有优点和缺点,在分子人类学研究和遗传病诊断中的适用范围各不相同。

2.3.1　常染色体遗传标记系统

人类的 23 对染色体中 22 对是常染色体,大部分的遗传信息储存在常染色体中。因此常染色体遗传标记是在研究人类起源进化中信息最丰富的工具。然而,分子人类学研究中常染色体遗传标记的使用却比较少,这主要是源于常染色体遗传中的重组(recombination)现象。每种常染色体在每个人体内都有一对,分别来自父亲和母亲。在传递给后代时,父母双方的染色体会打断而后重新拼接,就是重组(图 2-1)。重组导致两个不同遗传标记之间一般不存在很

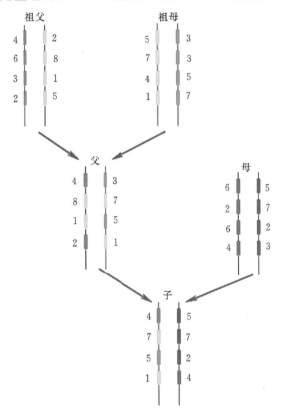

图 2-1　常染色体遗传方式(重组导致子代完全打乱了亲代的结构)

强的进化关系,使遗传标记的组合不能完全忠实地反映进化过程。重组和突变

一样都能引起子代遗传物质的改变,在进化研究中会产生非常多的回环结构,无法准确地分析人群结构,因此在精确描述人群进化和迁徙历史时无法利用常染色体遗传标记。但是在混合人群分析中,常染色体遗传标记有其他两种遗传标记(线粒体 DNA 遗传标记和 Y 染色体遗传标记)无法相比的优势。重组的存在使个体水平上的混合能够在常染色体遗传标记上检测出来,而线粒体 DNA 遗传标记和 Y 染色体遗传标记由于忠实地遗传自亲代,因此只能在群体水平上去考察混合人群的遗传结构。于是,利用很少样本的常染色体遗传标记就可以去估计混合人群的混合比例、推测混合发生的时间。

近年来,随着分型和测序技术的发展,常染色体遗传标记的数量迅速增加(密度高达约 1 kb/SNP),相应的数据分析方法的出现,如祖先信息位点(ancestry informative markers,AIM)的筛选、人群结构分析、主成分分析(PCA 分析等),也使常染色体遗传标记越来越多地被应用到揭示世界范围内人群遗传结构和相互关系上。在遗传病的诊断中,常染色体遗传标记用于研究和诊断常染色体遗传病[6]。

2.3.2　线粒体 DNA 遗传标记系统

人类细胞内存在两套基因组:一套是细胞核内的基因组,另一套是位于细胞质线粒体内的基因组。线粒体被称为体内的"动力工厂",是氧化磷酸化和能量形成的主要场所,为各种生命活动提供所需要的能量并参与脂肪酸的合成及某些蛋白质的合成。人类线粒体 DNA 位于线粒体中,是唯一分布在细胞核外的遗传物质。人类线粒体 DNA 是由 16 569 bp 组成的双链闭合环状分子,外环为重链(H),内环为轻链(L)。线粒体 DNA 由编码区和非编码区组成。编码区含有 37 个基因——2 个 rRNA 基因、22 个 tRNA 基因和 13 个蛋白质编码基因。非编码区也叫控制区,位于脯氨酸和苯胺酸 tRNA 基因之间,其片段大小为 1122 bp,包括一个复制起点、两个转录起点和 D 环(displacement loop,D-loop)。D 环中含有两个高变区,即第一高变区(HVS-Ⅰ)和第二高变区(HVS-Ⅱ)。线粒体 DNA 是不同于染色体 DNA 的特殊遗传物质。

人类线粒体 DNA 存在于细胞核外的线粒体中,遵循严格的母系遗传方式,即只由母亲传给子女。同时,线粒体 DNA 呈双链环状,不发生重组,突变成为造成序列变化的唯一动力。以上这些特点使线粒体 DNA 成为反映人群母系进化的理想标记。

线粒体 DNA 遗传标记也并不完美，它存在自身的缺陷。首先，它的长度约 1.6 kb，包含的遗传信息非常有限。其次，线粒体 DNA 的突变速率偏高，造成在同一个位点上容易发生回复突变（recurrent mutation），进化树中形成回环状结构，不利于进化谱系的构建。最后，线粒体 DNA 中还存在异质性（heteroplasmy）现象，即一个个体中存在的线粒体 DNA 碱基序列不完全相同，这也是因为线粒体突变速率过高而造成的。为了获得最全的遗传信息，减少上述缺陷的影响，对线粒体 DNA 全序列的测定分析逐渐成为医学和分子人类学母系遗传研究中的发展方向[4]。

2.3.3　Y 染色体遗传标记系统

Y 染色体是另外一个特殊的遗传物质。Y 染色体遵循严格的父系遗传，只由父亲传给儿子。除了两端的拟常染色体区，Y 染色体其他区域不发生重组，被称为 Y 染色体非重组区域（non - recombination region，NYR）。Y 染色体非重组区域中所有的突变都是紧密相关的，每一个突变都代表了整个区段的特性。先后发生的突变会有上下游的关系，带有下游突变的个体必然会有相应的上游突变，这使得 Y 染色体谱系异常清晰。

与线粒体 DNA 遗传标记系统相比，Y 染色体非重组区域具有自身的优势。首先，Y 染色体非重组区域长度较大（约为 57 Mb，而线粒体 DNA 约为 1.6 kb），使发生回复突变的可能性极低，Y 染色体非重组区域系统发育树中几乎不存在回环结构。其次，Y 染色体非重组区域有效群体大小（effective population size）仅为常染色体的 1/4，很容易形成群体特异性的单倍型，使人群历史更加清晰。这都使得 Y 染色体非重组区域成为研究人类进化和迁徙最强有力的手段之一。高通量测序技术的发展使 Y 染色体非重组区域遗传标记的大规模发现成为可能，不久之后更多 Y 染色体非重组区域遗传标记的出现会大大扩展 Y 染色体在父系遗传病、人群、家系甚至姓氏研究中的应用[5]。

2.4　短串联重复序列多态性及其应用

2.4.1　短串联重复序列及其基本特征

短串联重复序列是一种广泛存在于人类基因组的,以 2~6 bp 为单位的序列,多存在于非翻译区及内含子中(但在编码序列及外显子中也可以找到),双核苷酸以 $(CA)_n$、$(GT)_n$ 常见〔人类总共有 $5×10^4$~$5×10^5$ 个 $(CA)_n$ 型短串联重复序列,占 10%,即平均每 6000~60 000 碱基对就有一个〕,三核苷酸以 $(CXG)_n$ 常见。三核苷酸由于具有高度多态性,常用作 DNA 的标记物。

DNA 在氯化铯(CsCl)密度梯度离心中,由于 GC 的含量少于 AT,当重复序列的 GC 与 AT 的比率有差异时,可在 DNA 主峰旁形成卫星 DNA 峰,故称为卫星 DNA。卫星 DNA 峰的数目和位置对于物种来说具有特征性。实际上,早在 1981 年,人们已经描述过卫星 DNA(satellite DNA),但是它的正式命名是在通过氯化铯梯度离心将它从大量 DNA 中分离出来以后(短串联重复序列与小卫星 DNA 的区分见表 2-1)。

表 2-1　短串联重复序列与小卫星 DNA 的区分

	短串联重复序列	小卫星 DNA
存在部位	染色体任何部位	染色体近端粒和着丝粒区
重复单位长度	2~6 bp	6~70 bp
重复次数	10~60 次	几次至几百次
总序列长度	几十至几百碱基对	0.5~30 kb
重复单位的变异程度	重复单位变异性低可看成结构相同	重复单位组成略有变异
存在数目	很多,基因组中有 50 000~100 000 个	有限,有些染色体尚未发现

短串联重复序列一词于 1989 年首先由 M. Litt 提出。他发现微卫星在人类基因组每 10^4~10^5 减数分裂行为中有一个突变,比大多数编码序列有明显高的变异,但比高变的小卫星更稳定。他在心肌肌动蛋白基因的第四内含子上鉴

定了一个高变的二核苷酸重复,创造了微卫星这个名称。在人类和所有哺乳动物中最普遍的微卫星重复基元是 $(AC)_n$,$n=15\sim30$,平均 $30\sim60$ kb 发现一个。后来 D. Edwards 等人发现的"简单重复序列"(simple sequence repeat,SSR)或者"简单串联重复"(simple tandem repeat,STR)只是上述命名的连续。

短串联重复序列是自 1989 年来发展起来的一种新型的 DNA 高度多态性遗传标记系统,为孟德尔共显性遗传,具有种类多、分布广泛、高度多态性、高度杂合度、高度多态信息含量及重组率低的特点,在群体中变异范围大,构成了丰富的长度多态性,有高度的个体特异性,在不同群体间存在一定差异。因为短串联重复序列具有高度多态性和遗传稳定性,所包含的遗传信息较多,所以成为目前人类群体遗传学研究、遗传病基因分析、法医学等许多研究领域十分理想的 DNA 遗传标记,具有广泛的应用价值。

2.4.2　短串联重复序列的产生机制

一般认为,微卫星重复顺序的产生机制主要是 DNA 在复制过程中滑动,或者 DNA 复制和修复时滑动链与互补链碱基错配,导致一个或者几个重复单位的插入或者缺失。小卫星(重复核心序列 $9\sim60$ bp)顺序多样性的产生则主要通过重组机制,即有丝分裂、减数分裂期间同源染色体不对等交换或染色体内部不对等交换的结果。在统计学上,前者可采用同步突变模式(stepwise mutation model,SMM),即每一次突变均增加了一个或数个重复顺序,导致一个新的等位基因;后者可采用无限等位基因模式,即每一次突变均产生了一个在以往群体中未被发现的新的等位基因来计算突变率。与此模式相符,小卫星 DNA 的自发突变率达 5×10^{-2},而微卫星的突变率仅为 $10^{-5}\sim10^{-4}$,且核心序列碱基数越少,突变率越低。因此,微卫星 DNA 具有更高的遗传稳定性。研究表明,人体的血液、唾液、精液、毛发、指甲等均可作为微卫星 DNA 分析的材料。

2.4.3　短串联重复序列的筛选和分型技术

短串联重复序列的发现需要通过基因组文库构建,用重复数目为 $10\sim20$ 的 $(CA)_n$ 或者其他短串联重复序列寡核苷酸探针筛选、DNA 顺序分析等过程。构建文库时应将高相对分子质量基因组 DNA 用一种或者几种四碱基识别位点的内切酶切割,通过琼脂糖凝胶电泳分离,收集 300～500 bp 片段,然后与 M13MP18 载体连接克隆。选择适当 DNA 片段是为了使得整个插入片段能同时进行顺序分析,确保包含微卫星的任何阳性克隆被发现,同时还可避免来自基因组不同区域的片段串联。采用 M13 作克隆载体是因为其产生的重组为单载体,便于做顺序分析并保证其准确性。一个适用的微卫星位点应有完整的重复顺序,核心区无碱基插入或者中断,外围侧翼区应≥15 bp,并适合作为 PCR 的扩增产物(如 GC 含量占适当比例,不包含其他重复核心序列等)。当一个新的微卫星 DNA 发现后,需要进行多态性分析及杂合度测定,并通过与已知微卫星位点的连锁分析来确定其在染色体上的定位。目前,在国际上,合作性人类连锁中心(Cooperative Human Linkage Center,CHLC),基因组数据库(Genome Data Base,GDB)、基因库(Genbank)等均收集有成千种短串联重复序列,这些标记采用统一标准的登记号(accession,NO.)、克隆位点名称,并有详细的染色体定位、侧翼链引物顺序、扩增片段长度、等位基因数目、杂合度等。一般可通过查询数据库来筛选需要的微卫星标记。

目前,短串联重复序列的分型可采用聚丙烯酰胺凝胶电泳、五色荧光标记的毛细管电泳、ABI 公司遗传分析仪检测(ABI310、ABI3100、ABI3730 等型号的遗传分析仪)和直接测序分析等。

2.4.4　短串联重复序列等位基因的命名

1993 年 10 月,国际法医血液遗传学会(International Society of Forensic Haemogenetics,ISFH)DNA 委员会对今天通用的短串联重复序列系统提出了命名建议。一般根据等位基因含有的重复单位数目进行命名,但当某一个等位基因与该系统的标准重复单位谱型不符合时,则根据完整的重复单位的数目和部分重复单位中碱基对的数目来命名,这两个值之间用小数点分开。例如,短串联重复序列位点 *HUMTH01* 含有不一致的等位基因,这个等位基因在白色人种中相对普遍存在,由于它在第七个重复单位失掉一个腺嘌呤而使其比 10 个重复单位短 1 bp,因此定义为 9.3。国际法医血液遗传学会也推荐使用按常见等位基因的标准基因梯度(allelic ladders)和通过等位基因的测序确定它们的大小和序列来命名[6-7]。

2.4.5　短串联重复序列的医学应用

微卫星序列是序列标签位点(sequence tagged site，STS)的一个亚类，因此适合用连锁分析确定亚染色体定位。通过家系和(或)对照研究，运用连锁和相关分析，可以发现与疾病高度相关的短串联重复序列位点，然后对其附近区域进行克隆测序，从而发现目的基因。短串联重复序列作为多态性标记已将 WJ1(Wilms 1)瘤基因定位并克隆，同性恋相关基因也是采用短串联重复序列作为连锁标记而基因定位的。因此，短串联重复序列基因位点多态性对进行群体遗传学研究具有重要价值，作为标记可以构建遗传连锁图，为基因组扫描和基因定位提供帮助。

短串联重复序列广泛且较均匀地分布在人类基因组，具有丰富的多态性。它们绝大多数位于非编码区，不转录、不编码蛋白质，不会受到选择压力的影响，因此将短串联重复序列作为遗传作图的标志，就可描绘出人类全基因组的基因图。另外，通过群体调查与正常家系及某种疾病家系进行对照研究，运用连锁和相关分析，就有望找到与该疾病相关的短串联重复序列位点。假如不同的短串联重复序列等位基因与目的基因连锁，由于连锁的基因位置必定与该短串联重复序列等位基因邻近，可对其附近区域进行克隆测序，这样就可能发现疾病基因，或者找到疾病候选基因。目前，国内外大量学者都采用短串联重复序列基因扫描技术来进行一些遗传性疾病的相关性研究。短串联重复序列除广泛用于某些单基因疾病(如苯丙酮尿症等)外，现在越来越多地被用于多基因疾病，如采用短串联重复序列对 1 型糖尿病进行全基因组扫描，发现 12 个位点与该病高度相关。更多的人开始用短串联重复序列基因扫描技术对高血压、哮喘、2 型糖尿病及一些肿瘤进行研究。

对几种人类遗传病基因的作图与克隆发现，三核苷酸重复的短串联重复序列在这些基因内部或接近这些基因，因此这些短串联重复序列重复次数(n 值)的改变可能是引起这些畸变的根源。La Spada 等人于 1991 年发现肌肉萎缩病是由 $(CAG)_n$ 中 n 值从正常的 11～34 增至 40～60 而引起的。亨廷顿舞蹈症协作研究组(1993)报道，在该遗传病的基因中含有 $(CAG)_n$ 重复，正常人的 n 在 11～34，患者的 $n > 50$。脆性 X 综合征是由于 $(CGG)_n$ 的膨胀引起的，在 X 染色体上，定位于 FMR-1 编码序列 $5'$ 端的 $(CGG)_n$ 中的 n 值在正常人为 50 个拷贝,在患病状况下增至几千个拷贝。类似情况在肌强直性营养不良症中也有发现,位于肌强直激酶基因编码序列 $3'$ 端的 $(CTG)_n$ 的 n 值从正常人的 $5\sim35$ 增至患者的几千。翻开这种病的家族史,在其家族中携带有 $(CTG)_n$ 重复的 n 值的平均值为 100,这些个体并不表现出症状,但在他们的后代中,重复序列的 $(CTG)_n$ 的 n 值会突然膨胀到几千拷贝。这种情况反映了两部突变机制:在正常的基因中,短串联重复序列开始只有少数几次重复,后来发展成为爆炸性扩增,从病前的中间数 $(n=100)$ 猛增到患病时的几千。由此可见,研究微卫星位点的突变及其可能的修复在医学诊断和治疗中具有广阔的应用前景,过去那种认为微卫星 DNA 属于"自私的""保守的"序列的观点应有所改变[8]。

2.4.5.1　短串联重复序列的法医学应用

在法医学领域,应用短串联重复序列进行个体识别和亲子鉴定已逐渐取代了既往的遗传标记,包括红细胞表面抗原、同工酶、血清型、人类白细胞抗原、限制性片段长度多态性及可变数目串联重复序列等。目前,法医学常使用的短串联重复序列位点主要来自国际基因组数据库(GDB)。由于所选短串联重复序列均具有高度多态性和遗传稳定性,加之分析技术简便、快速、所需 DNA 量少,并且因其扩增片段较短,对一些时间长、保存条件差,甚至高度腐败,DNA已严重降解的物证检材也能成功分型,这一特点非常适用于法庭科学。大量应用研究表明,短串联重复序列基因扫描技术在法医学个体识别和亲权鉴定中是一种快速、准确而有效的方法。同时亦可以根据短串联重复序列位点的基因型串联编码,在法医、军事等方面的应用有着远大前景(据统计,两个无亲缘关系的个体基因完全一致的概率小于 $1/10^{12}$)。

从 1904 年第一例应用生物性检材进行个体识别的案例被报道以来,大量的红细胞抗原、同工酶标记、血清蛋白标记以及人类白细胞抗原蛋白已被用于法医实践中。与这些基因表达产物相比,DNA 在检材中更稳定,可保留更长的时间,更适用于法医学鉴定。PCR 扩增短串联重复序列基因座仅需少量模板DNA,但是,灵敏度比传统的 DNA 指纹高得多。另外,短串联重复序列扩增片段长度较短,对于法医常遇到的降解 DNA 的陈旧性斑痕,用短串联重复序列扩增效率更高。因此,短串联重复序列分型被认为是第二代法医学 DNA 指纹技术的核心,是目前国内外法医学个体识别和亲子鉴定的主要技术发展方向。

因为短串联重复序列在人类基因组中广泛分布,与传统的蛋白遗传标记相比,等位基因多,杂合度高,所以在多个短串联重复序列基因座联合检测时,个体识别力和非父排除率很高。在 C. Dib 等人研究的 5264 个短串联重复序列基因座中,93% 的杂合度大于 0.5,58% 的杂合度大于 0.7,平均杂合度为 0.7。因此,不同个体基因型不同的可能性更大,随机个体与罪犯之间由于机会造成的基因型相同的可能性大大减小。J. Koreth 研究显示,两个无关个体在 14 个短串联重复序列基因座基因型完全相同的可能性仅为 1×10^{-14},即理论上说,在目前地球上 70 亿人口中没有任何两个无关个体在这 14 个短串联重复序列基因座的基因型完全相同。R. L. Alford 等人利用 9 个短串联重复序列位点进行了 50 例亲子鉴定,准确率达 99.73%。H. A. Hammond 等人用 13 个不相连锁的短串联重复序列标记对4组人群进行了分析,证明该短串联重复序列位点可以用在解决实验室样品的混淆、骨髓移植、亲子鉴定、性袭击及各种刑事案件的鉴定中。另外,有些学者还利用短串联重复序列基因扫描技术对某些古代人的遗迹进行分析,这显然为考古学开辟了一条新途径。

国内杜志淳等人在建立"中国罪犯 DNA 数据库"时选用了 *D3S1358*、*VWA*、*FGA*、*D8S1179*、*D21S11*、*D18S51*、*D5S818*、*D13S317*、*D16S539*、*TH01*、*TPOX*、*CSF1PO*、*D7S820* 13 个短串联重复序列位点进行多态性调查,其中 *VWA*、*FGA*、*D8S1179*、*D21S11*、*D18S51*、*D13S317*、*D16S539*、*D7S820* 位点 DP≥0.19,H≥0.76,PIC≥0.73,表明它们属于高鉴别力、高杂合度、高多态信息含量短串联重复序列位点,在法医上极有应用价值。*D3S1358*、*D5S818*、*TH01*、*TPOX*、*CSF1PO* 位点属于中高度多态性位点,也适用于法医学检验。

短串联重复序列的片段较短,一般在 100~300 bp,很容易通过 PCR 扩增、电泳分型,因此比绝大多数其他遗传标记系统更适用于高度降解的检材。在末代沙皇一家遗骨的鉴定中,英国内务部成功地利用 5 个短串联重复序列基因座对挖掘出来的 75 年前的尸骨进行了检测,在 DNA 含量仅有 50 pg 或更少的情况下,认定了 9 付骨骼的性别及亲属关系。正是他们对如此古老(高度降解)微量检材的检测取得令人满意的结果,引起了国际社会的普遍关注,使人们对短串联重复序列在法医学鉴定中的应用充满信心。

当然,目前对短串联重复序列的产生机制和作用了解得还不够,但有理由相信,随着研究地不断深入,有朝一日一定还会发现短串联重复序列更多的用途。

2.4.5.2　短串联重复序列在人类遗传多态性方面的应用

人类基因组多样性（Human Genome Diversity，HGD）研究是一项由国际人类遗传学家倡导的全球性研究计划。其目的是综合应用遗传学、历史学、人类学及语言学等知识研究人类基因组多样性，从而为精确确定世界不同人群起源、分化、系统分类等提供依据。

在进行人类基因组多样性研究时通常选用一些遗传标记，然后通过这些多态性标记的基因型和等位基因频率分布比较来确定人群间基因组差异。以现代科学手段对中国人进行体质群体遗传学研究，应该从 1917 年第一篇关于中国人群的人体测量学论文发表算起，1918 年发表的关于中国人群 ABO 血型基因频率的调查结果则是第一份中国人群基因频率的数据。到 20 世纪 50—60 年代，所采用的遗传标记主要是血型抗原、蛋白质及一些同工酶等；70—80 年代，逐渐应用人类白细胞抗原、免疫球蛋白、DNA 多态标记包括限制性片段长度多态性，可变数目串联重复序列（主要是小卫星 DNA），Alu 序列，线粒体 DNA 等；90 年代，随着 PCR 技术的发展，一类新的可变数目串联重复序列——短串联重复序列及单核苷酸多态性正越来越广泛地得到应用。

尽管人类基因组数目相同，但不同种族，甚至不同个体之间许多位点的基因型存在很大差异。目前，分析人类基因组多样性最常用的方法是以微卫星为标记的基因分型（genotyping），即应用 PCR 技术扩增微卫星片段，将扩增产物进行聚丙烯酰胺凝胶（polyacrylamide gel，PAGE）电泳，根据分离片段的大小决定基因型并计算等位基因频率。微卫星呈共显性遗传，故微卫星 PCR 扩增产物如在聚丙烯酰胺凝胶上为一条片段，则为纯合子，两条片段则为杂合子。选择微卫星标记主要根据其在染色体的位置，等位基因数目（≥5）和（或）杂合率（≥70％）以及 PCR 扩增片段不超过 400 bp（保证聚丙烯酰胺凝胶能分辨相差 1 bp 的片段），进一步选择需根据 PCR 反应情况及凝胶电泳图形情况而定。PCR 反应可采用经典的一对引物扩增，或同时用数对引物在同一反应体系中扩增（多重 PCR）。PCR 产物检测可用同位素标记放射自显影技术、聚丙烯酰胺凝胶硝酸银染色分析以及新近发展的荧光标记 DNA 序列自动分析系统。荧光标记自动基因分型技术一般包括：①引物合成和荧光标记；②复合 PCR 扩增；③琼脂糖凝胶电泳鉴定 PCR 产物的质和量；④聚丙烯酰胺凝胶电泳；⑤基因型分析；⑥统计分析通常采用不同人群间等位基因频率计算、人群中 Hardy - Weinberg 平衡推算、推算突变率、遗传距离计算、绘制系统发生树几种方法。

综观国外学者有关微卫星标记对人类基因组多样性的研究可以看出,不同人群之间绝大多数位点等位基因频率存在差异。其中,某些变异在一些人数很少的隔离人群中尤为显著,也有一些等位基因变异在同一人群间的差异比在不同人群间更为显著。通过 Handy – Weinberg 平衡检测,可以推算这种基因组变异是否由于近亲婚配、基因漂变或流动等导致。从世界上所有人群的人类基因组多样性来看,微卫星多态性差异在非洲人群中最高,与其他人群相差 5.5 万～6 万年。目前多数学者认为人类起源于非洲,人类共同的祖先可能源于 4 万～20 万年前一个非洲的原始部落,然后向世界各地迁徙。我国是一个多民族的古老国家,基于历史、经济、文化等原因,一些边远少数民族存在相对独立的遗传隔离群。如何确定中华民族的源和流是我国人类遗传学工作者义不容辞的任务。

1987 年 1 月,美国加州大学伯克利分校的分子生物学家 R. Cann、M. Stoneking 和 A. C. Wilson 联合在英国 *Nature* 上发表了题为《线粒体 DNA 与人类进化》的文章。他们根据对祖先来自非洲、欧洲、亚洲及新几内亚、澳大利亚土著共 147 名妇女胎盘细胞线粒体 DNA 的分析宣称:人类共同的祖先是 20 万年以前生活在非洲的一个女人。这一称之"夏娃"(Eve)理论的学说在国内外学术界引起了激烈争议。有人认为,这一研究结果为现代人的单一起源理论提供了遗传学上的证据。但坚持"多地区起源理论"的学者则指出,世界各地人群在线粒体 DNA(mitochondrion DNA,mtDNA)上的相似性并不意味着所有的现代人类拥有共同的近期祖先。相反,这些相似性反映了自大约 100 万年前我们的祖先出现在旧大陆以来基因交流(gene flow)所导致的遗传上的联系,这种联系是我们的祖先自出现以来迁徙移动、相互交往的结果。伴随着这一争论的进行,现代分子生物学技术,尤其是 DNA 研究在阐明人类起源、进化、群体间相互关系及考古等方面的应用引起了遗传学家和人类学家的广泛关注。

关于运用分子生物学手段对人类群体遗传学的研究,陈仁彪教授在 1996 年对一篇关于中华民族 HLA Ⅱ 类基因遗传结构分析及流动轨迹探索的论文中曾做过这样的述评。

"中华民族包含着无比丰富的人类生物学资源。国内外人类学家和人类遗传学家历来对中华民族的起源和演进表现出极其浓厚的兴趣。体质人类学研究和肤纹研究提示:中华民族包含华北和华南两大人群。红细胞血型系统

（ABO、MN、Rh、P、ABH 等）、免疫球蛋白 Gm 和 Km 同种异型以及特别是 HLA Ⅰ类和 HLA Ⅱ类血清学鉴定抗原等数据既显示中华民族内部高加索人种血缘较多的少数民族和典型蒙古人种之间东西向的基因流，又显示南北人群之间的基因流，如高加索人种起源的 *HLA-A3*，*B8* 等，以及 *HLA-DR1*，*DR7* 等由西向东又由北向南递减，东南亚蒙古人种起源的 *HLA-B46* 以及 *HLA-DR6*、*DQ4*、*DQ7* 等则由南向北递减。目前一般认为，我国境内的早期人类出现于云南，由此逐渐向北扩展而分布于整个中华大地，在这早期人类繁衍扩展的漫长史前时期中，来自欧亚大陆西首含有高加索人种血缘的早期人类与到达亚洲北部的蒙古人种早期祖先相互融合，从而使中华民族的祖先分化为华南和华北两大群体。20 世纪 90 年代兴起人类基因组研究，基因组 DNA 的多态性标记为人类基因组多样性研究提供了前所未有的、极其丰富的遗传资源。通过分析汉族和若干少数民族的 *HLA-DQA1*、*DQB1*、*DPA1*、*DPB1*、*DRB1*、*DRB3* 和 *DRB5* 7 个位点的 DNA 分型数据，在 DNA 水平上证实了中华民族包含南北两大人群以及南北两大人群之间的基因流。这些研究非常值得扩展到包括更多的民族样本。可以预期，人类群体遗传学研究必将是本世纪遗传学最令人兴奋的领域之一。"

国内外学者将短串联重复序列用于人类群体遗传学研究的有很多，金力等人用 Y 染色体等短串联重复序列位点，运用聚类分析和连锁不平衡分析方法研究人类进化起源，得出中国人起源于非洲的观点。其他应用短串联重复序列基因位点研究人类起源、分化、迁徙及群体间遗传关系的结果也都取得了可喜的进展。因此可以认为，短串联重复序列是很有发展前途的一种研究人类起源、进化的遗传标记。

实际上，今天看来，陈仁彪教授的某些观点已经被日新月异的人类学研究结果所证实和修正，但是我们目前的研究还不能得出一个确切的有关人类及中华民族起源的结论，因此，有关人类群体遗传学的研究任重而道远。

2.4.6　短串联重复序列的应用前景

短串联重复序列的多态性以前称之为微卫星不稳定。概念从微卫星不稳定至短串联重复序列的多态性是认识上的一大进步，说明现在承认短串联重复序列在人群中的多态性可能是一种正常现象，而非病理现象。

作为遗传标记位点，短串联重复序列与限制性片段长度多态性相比较，限制性片段长度多态性需要同位素，要进行 DNA 杂交。由于一般 DNA 的限制性片段长度多态性不高，而且染色体分布不均，限制性片段长度多态性难以将一些罕见基因定位。虽然限制性片段长度多态性和 PCR 技术相结合后，可以减少上述部分缺点，但限制性片段长度多态性仍然有杂合性低和不均匀的缺陷。短串联重复序列与可变数目串联重复序列相比较，可变数目串联重复序列较长，PCR 扩增效果不佳，而且可变数目串联重复序列的多态性也不如短串联重复序列高，曾经作为 DNA 标记物的可变数目串联重复序列已经完成过渡使命，被短串联重复序列代替。在上述遗传标记中，单核苷酸多态位点是最多的，它能比短串联重复序列提供更全面的基因信息，但单核苷酸多态位点的信息量不如短串联重复序列高，以信息含量（information content，IC）为度，认为两个左右紧密相邻的单核苷酸多态位点可以提供与一个短串联重复序列基因座相当的信息含量，所以单核苷酸多态性研究技术和理论方面均有待于进一步研究。若非借助 DNA 芯片，单核苷酸多态性检测则工作量太大，耗时很长。由于单核苷酸多态位点仅为两个，短串联重复序列的多态就丰富得多，即使人类全基因组的测序全部完成、单核苷酸多态位点已充分了解，短串联重复序列还完全有其独特的优点保存下来。

一个良好的遗传标记应高度稳定、具有丰富的多态性且在全基因组的分布较均匀，从简单高效的使用要求出发，又希望尽可能少的遗传标记基因座，而短串联重复序列基因符合上述要求。因为单核苷酸多态位点在单个基因或整个基因组中的分布是不均匀的，在编码序列的单核苷酸多态位点受到选择压力的影响，但短串联重复序列绝大多数位于非编码区，不转录，不编码蛋白质和 RNA，不受选择压力的影响，人类性染色体 Y 除拟常染区（pseudoautosomal region）外，一般不与 X 染色体发生重组，所以在 Y 染色体上的短串联重复序列基因座还记录了父系进化的过程，是研究人类进化的优质材料。据此可以认为，短串联重复序列是很有发展前途的一种作为应用于筛选候选目的基因和研究人类进化史的遗传标记。

随着数以万计的短串联重复序列被发现和分类的系统化，以及基因分型已由传统的同位素标记放射自显影分析向快速、精确、自动化荧光标记——荧光自动检测系统过渡等，短串联重复序列将在人类进化研究以及个体识别、亲子鉴定、基因作图、定位、诊断等方面显示巨大的应用价值。

2.4.7　应用短串联重复序列研究的注意事项

K. Weising 等人指出,令人满意的分子标记应符合以下标准。

(1)多态性高。

(2)呈共显性遗传,在二倍体的生物中能区分纯合与杂合状态。

(3)在基因组中频繁出现,甚至贯穿分布于整个基因组。

(4)选择中性。

(5)容易获得(探针或引物已是商品或自己构建和合成比较容易)。

(6)容易操作,自动化程度高。

(7)重复性好。

(8)所得数据可在实验室之间交流和比较。

尽管短串联重复序列位点数目十分庞大,但是短串联重复序列位点本身的多态性及遗传稳定性不尽相同,加之它在不同种族、人群间的等位基因分布可能存在差异,因此,如何选择遗传标记就成为群体遗传学、体质人类学、医学遗传学以及法医学等领域理论研究与应用研究的关键。

2.5　单核苷酸多态性

2.5.1　单核苷酸多态性的基本概念及其特征

单核苷酸多态性属于第三代 DNA 遗传标记,是指 DNA 序列中特定核苷酸位置上的单个碱基发生突变,这种突变包括单碱基的转换、颠换、插入或缺失等,并且其中最少的一种等位基因在群体中的频率不小于 1%。转换是指同型碱基之间的转换,如嘌呤与嘌呤(G—A)、嘧啶与嘧啶(T—C)间的替换;颠换是指发生在嘌呤与嘧啶(A—T、A—C、C—G、G—T)之间的替换。单核苷酸多态位点在人类基因组中分布广泛,是人类可遗传的变异中最常见的一种,平均 500～1000 碱基对就有一个单核苷酸多态位点突变,总数可达 300 万个,占所有已知多态性的 90% 以上。大部分的单核苷酸多态性位点(约 2/3)在非编码基因的 DNA 序列中,少数(约 1/3)位于基因内部,在同一条染色体上单核苷酸多态位点的分布也是不均匀的(图 2-2)。根据单核苷酸多态位点在基因组中所处的位置不同,单核苷酸多态位点可以分为几个大类。大多数对基因的功能没有影响的单核苷酸多态位点,称为 anonymous SNP。存在于基因内部的单核苷酸多态位点则称为 gene-based SNP,包括内含子、外显子和启动子中的单核苷酸多态位点。其中,存在于蛋白质编码序列中的单核苷酸多态位点称为 cSNP 或 coding SNP。在 cSNP 中,如果不改变所编码的氨基酸序列,这样的单核苷酸多态位点称为 synonymous SNPs;如果单核苷酸多态位点导致了氨基酸序列的改变,则称为 non-synonymous SNPs。在任意两个个体之间,就有好几百万的单碱基差异和十万个氨基酸的不同,所以单核苷酸多态性在一定程度上反映了人类个体或群体的特异性。单核苷酸多态性标记具有高密度、遗传稳定等优点,与短串联重复序列的比较见表 2-2。

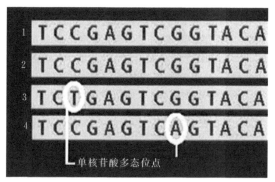

图 2-2 单核苷酸多态位点

表 2-2 短串联重复序列和单核苷酸多态性的比较

特征	短串联重复序列	单核苷酸多态性
人类基因组中发生率	每 15 kb 有一个	每 1 kb 有一个
信息总含量	高	低,仅相当于短串联重复序列信息量的 20%~30%
遗传标记类型	重复序列为二、三、四、五个核苷酸的遗传标记都含有多个等位基因	多数为二等位基因标记,有 6 种可能性:A/G、C/T、A/T、C/G、T/G、A/C;少数为非二态单核苷酸多态性
每个遗传标记中等位基因数目	基本超过 5 个	基本上是 2 个(非二态单核苷酸多态性除外)

特征	短串联重复序列	单核苷酸多态性
检测方法	凝胶/毛细管电泳	序列分析、微芯片杂交、SNaP-shot、TaqMan探针基因分型法、变性高效液相色谱（DHPLC）、Massarray
复合扩增能力	多种荧光染料标记的十多个遗传标记	微芯片上可同时检测数千个
在分子人类学和群体遗传学中应用的特点	Y-STRs多态信息含量高，多个Y-STRs联合应用，可产生许多单倍型，极大地降低了偶合概率，提高了多态信息含量；突变频率相对较高，能够反映相对近期发生的突变情况，多用于分析近期历史事件的发生情况	Y染色体上的单核苷酸多态性位点组成的遗传标记具有很强的群体特异性，这些突变大部分按照一定的时间顺序依次发生，能清晰地记录群体的历史
在法医应用中的主要优点	多个等位基因使检测和分辨混合物的成功率较高	PCR产物很小，对降解DNA检材尤为适用

2.5.2　单核苷酸多态性的分型方法和技术

单核苷酸多态性的分型方法多种多样，各有优缺点，如反向斑点杂交或线性分析、基因 bit 分析、直接测序、变性高效液相色谱（denaturing high performance liquid chromatography，DHPLC）、荧光偏振、质谱、电斑点杂交（Nanogen 芯片）、分子信标、寡核苷酸连接分析（OLA）、Tm 漂移基因分型、焦磷酸测序法、等位基因特异性杂交（luminex™ 100）、高密度微阵列分析（Affymetrix 芯片和 Illumina 芯片）、TaqMan 5′核酸酶检测、微测序法（SNaPshot™ assay）、SNPstream© UHT 等方法。其中，医学领域应用较多的有焦磷酸测序、TaqMan 5′核酸酶检测法、等位基因特异性杂交(luminex^{TM} 100)、微测序法(SNa Pshot^{TM} assay)和高密度微阵列分析(Affymetrix 芯片和 Illumina 芯片)分型方法等。

　　因为单核苷酸多态性是二等位基因,不像短串联重复序列变化多样,所以单核苷酸多态性的检测必须具有同时检测多个遗传标记的能力,其中焦磷酸测序和 TaqMan 5′核酸酶检测法的复合扩增能力不足,而等位基因特异性杂交(luminex^{TM} 100)和微测序法(SNaPshot^{TM} assay)则能同时复合分析 12 个或更多单核苷酸多态性遗传标记。高密度微阵列分析检测位点多,但相对价位比较高。下面详细介绍 TaqMan 5′核酸酶检测分型法、微测序法(SNaPshot^{TM} assay 分型法)和 SNPstream$^©$ UHT 基因分型法。

2.5.2.1　TaqMan 5′核酸酶检测分型法

　　TaqMan 的原理就是在常规 PCR 的基础上,探针两端分别标记一个荧光报告基团和一个荧光淬灭基团。探针完整时,报告基团发射的荧光信号被淬灭基团吸收,检测不到荧光;PCR 扩增时,当溶液中有 PCR 产物模板时该探针与模板结合激发 TaqMan DNA 聚合酶的外切酶活性,Taq 酶的 5′→3′外切酶活性将探针酶切降解,致使探针 5′端上的荧光基团与 3′端的淬灭基团分离,从而荧光监测系统可接收到荧光信号。如果探针与目标序列中存在错配碱基,就会减少探针与目标序列结合的紧密程度及酶切割供者的活性,也就影响了其释放荧光的强度,从而可以通过检测反应液中的荧光强度确定单核苷酸多态性分型。

　　针对 TaqMan 探针荧光淬灭不彻底的问题,2000 年美国 ABI 公司推出了一种新 TaqMan 探针——MGB 探针(minor groove binder oligodeoxynucleotide conjugate,MGB－ODN),3′端的非荧光性淬灭基因,大大降低了本底信号的干扰;3′端连接的二氢环化吲哚卟啉－三肽(dehydrocyclopyrroindole tripeptide,DPI$_3$),可以大大稳定探针与模板的杂交,升高探针的 T_m 值,使较短的探针同样能达到较高的 T_m 值,而短探针的荧光报告基团和淬灭基团的距离更近,淬灭效果更好,荧光背景更低,使得信噪比更高。两个探针的 5′端标有不同的荧光(FAM 或 VIC),3′端标有 MGB 淬灭基团结合体(图 2－3)。根据检测到的不同荧光,可以判断相应的样本的单核苷酸多态性等位基因型,结果见图 2－4。

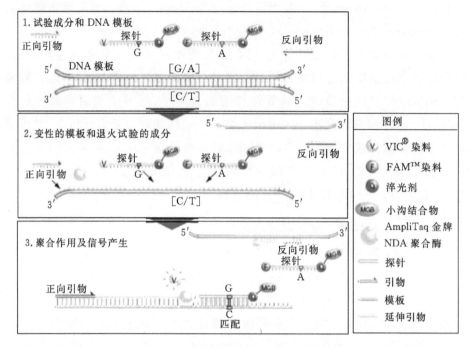

图 2-3　TaqMan 5′核酸酶检测分型原理示意图

TaqMan 5′核酸酶检测分型法的特点如下。

（1）优势：该技术灵敏，特异性高，操作简单快速，特别适合少量位点大量样本（几千个）的分型项目，并且有多种不同波长的荧光基团对可供选择，使得 TaqMan 5′核酸酶检测法可以实现在同一管内检测多重 PCR。

（2）劣势：探针订购时间长（2～3 个月），不适合少量样本（几十个）多位点分型，特别是频率偏低的位点。

在实际操作中，反应条件程序的调整，可用来优化分型效果。

2.5.2.2　SNaPshot™ assay 分型法

SNaPshot 的原义是指关于指定数据集合的一个完全可用拷贝，该拷贝包括相应数据在某个时间点（拷贝开始的时间点）的映像。快照可以是其所表示的数据的一个副本，也可以是数据的一个复制品。其被用来命名一种快速、高通量的基于单碱基延伸原理的基因分型新方法：设计单条 PCR 引物，使其将要延伸的第一个碱基就是需进行基因分型的位点，用荧光标记的双脱氧 NTP

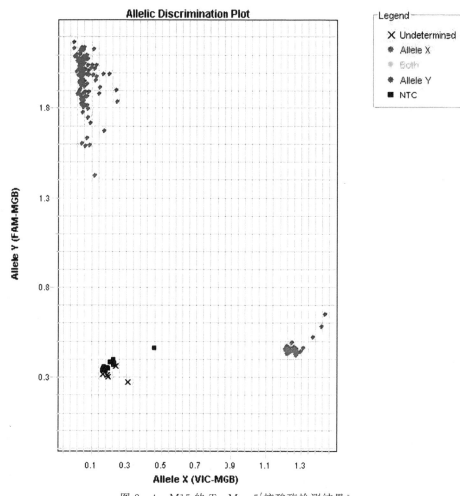

图 2 - 4　M15 的 TaqMan 5′核酸酶检测结果*

红色表示 VIC 荧光标记探针,代表突变型;蓝色表示 FAM 荧光标记探针,代表野生型

(dideoxy NTP,ddNTP)作为测序底物,使测序反应只延伸一个碱基,从而能够鉴定该单核苷酸多态性(图 2 - 5)。

　　SNaPshot 是以荧光染料标记的 ddNTP 进行等位基因特异性引物延伸显示结果,包括三个基本步骤:扩增、引物延伸和分析。PCR 扩增包括单核苷酸多态位点在内的区域。可用单一 PCR 或复合扩增 PCR,然后向最初反应管直

* 图 2 - 4 由 TaqMan Genotyper 软件生成。

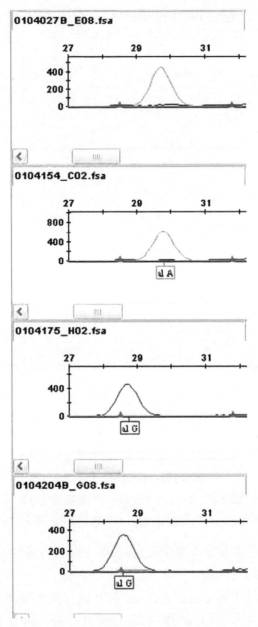

图 2-5　某个位点 SNaPshot 的基因型分型结果*
绿色的峰表示等位基因 A;蓝色峰表示等位基因 G

---

*图 2-5 由 GeneMapper V4.1 软件生成。

接加入两种酶：核酸外切酶（exonuclease，Exo）消化单链产物，虾碱性磷酸酶（shrimp alkaline phosphatase，Sap）消化未结合的 ddNTP 底物。通常这两者混在一起形成"ExoSap"，去除引物和 ddNTP，可有效避免其在随后引物延伸反应中的干扰。

在 ExoSap 处理后的 PCR 产物中加入单核苷酸多态位点延伸引物，四种荧光标记的 ddNTP 混合物及聚合酶共同完成引物延伸（使用 Appiled Biosystems 公司产品进行）。在单核苷酸多态位点引物延伸反应完成后，产物中加入 Sap 来消化未结合的荧光 ddNTP，如果 Sap 消化不完全，这些人工染料就会出现在电泳图中，干扰所检测的单核苷酸多态位点等位基因峰。

在微测序检测时，峰的颜色显示所选择的单核苷酸多态性位点核苷酸信息，峰的位置与单核苷酸多态性遗传标记 5′加尾的长度有关，显示相互区别的不同位点。纯合的等位基因以单峰形式出现，杂合的等位基因则以毗邻的两个峰显示。可用专为观测峰的颜色和片段长度范围设计的 Genotyper 或 Gene Mapper 软件进行基因自动化分析。

实验期间可通过抽样测序来检测 SNaPshot 结果的可靠性。在实际操作中，可以通过引物的设计，一个反应体系的一次反应中进行 20 个左右位点的多重 PCR 反应。但如果同一次多重 PCR 反应中涉及的位点数过多，可能会影响某些位点 PCR 产物的扩增效率。因此，可以将过多的位点（如 30 个以上）分成两个 panel，然后在第一步纯化时再将每个样本的 PCR 产物合并纯化，可以达到较好的效果并且降低实验损耗。

SNaPshot™ assay 分型法的特点如下。

（1）优势：分型准确；多位点同时检测，至少可以同时检测达 20 多个位点；不受单核苷酸多态位点多态特性限制，不管该位点是 G/C、A/T、G/A、C/T，还是插入/缺失多态，都可以放在一个体系中检测；较 TaqMan 5′核酸酶检测分型法（样本量少会影响到实验结果的精度）而言，不受样本量的限制。

（2）劣势：所需位点过少时，会增加每个位点的实验成本；位点较多时，对实验前期引物设计的要求较高。

2.5.2.3　SNPstream© UHT 基因分型法

SNPstream© UHT 基因分型系统是 Beckman 公司在 Orchid 公司原有技术平台的基础上发展推出的一套自动化程度高、满足中高通量研究需要的单核苷酸多态性分型系统。该系统将多重 PCR 技术与单碱基延伸分型技术结合起来,同时将寡核苷酸微阵列技术应用于常规的 384 孔板内,并引入微阵列芯片杂交技术,结果可由成像仪上的双色荧光读出。

SNPstream© UHT 基因分型系统采用特殊的 384 孔板(SNPware)作微阵列芯片,孔底为平底的玻璃芯片。选取几十条交叉杂交率最低、与各种已知物种基因组同源性极小并能提供很强信号的标签,预先合成到 SNPware 板上。在 384 孔板的每个孔板底有 16 个(或 52 个)点的阵列,其中包括 12 个(或48 个)序列不同的标签和 4 个对照。通过标签的不同,将与之互补的不同寡核苷酸链区别开。SNPstream© UHT 基因分型系统采用的单碱基延伸引物在 5′端带有一个不与模板互补的 20 bp 长度的序列。这一段寡核苷酸链与微阵列芯片板(SNPware 板)上的已知序列的寡核苷酸链(标签)互补。常规 PCR 扩增和单碱基延伸反应是 12 重或者 48 重的反应,得到的是混合产物,需要通过微阵列将其区分开并进行检测。单碱基延伸反应结束后,混合产物加入 SNPware 板中杂交,SNPware 板上每一个"点"是一个"标签",每一个"标签"分别与 12 个(或 48 个)单碱基延伸引物的其中一个"尾巴"互补,将混合产物一一"捕获"归位,而后扫描检测各个点上的荧光,即能对相应的单核苷酸多态性位点分型。

SNPstream© UHT 基因分型法的特点如下。

(1)优势:符合大样本、中低数量单核苷酸多态性的研究需求仪器,能满足大部分遗传学实验室的需要。

(2)劣势:包括以下几点。

1)不是所有单核苷酸多态性都能用 SNPstream© UHT 基因分型法进行检测。有部分单核苷酸多态位点因 Autoprimer 系统无法设计引物,所以不适用本方法。

2)对模板 DNA 要求较高。SNPstream© UHT 基因分型法对模板 DNA 的纯度和浓度均有较高的要求。酚氯仿法提取 DNA 容易导致盐污染,即使普通 PCR 能很好地扩增模板,SNPstream© UHT 也可能会失败。所以建议用试剂盒提取 DNA,并对模板进行检测,如果 230 nm 处有吸收峰,失败的概率很高。如果模板来自于肝素抗凝的血液且未过柱纯化,基本上都会失败。产品宣传材料中宣称只需 2 ng DNA 就可以进行检测,但在实际的应用中,10 ng 以下DNA 失败概率非常高。为保证实验的成功,我们推荐每个反应中加入 20 ng

以上的模板。

3) 核心试剂、耗材保质期短。SNPstream© UHT 基因分型法核心耗材(微阵列芯片板)和配套基因型试剂保质期只有 6 个月,加上运输时间,一般必须在 3~5 个月内完成实验,只能现做现订。但这些试剂耗材国内一般无库存,所以运输周期很长,往往需要 2 个月以上,为不影响研究进展,需提前对实验开展细致的规划。

4) 必须同一种基因型开展分析。一块微阵列芯片板可以分析 12 个(或 48 个)单核苷酸多态位点,但这些单核苷酸多态位点必须是同一种基因型(如 AG 多态)。如果研究中单核苷酸多态位点不多,但基因型有好几种,则不适合用本方法进行分型。

5) 48 重 SNPstream 效果不理想。在国内有 SNPstream 仪器的研究机构中,48 重分型成功率一般不超过 50%。只有在理想状况下(如每对引物间不存在任何干扰,模板质量非常好)才有可能达到宣传材料中的效果。

2.5.3　单核苷酸多态性的医学应用

2.5.3.1　复杂性状多基因疾病研究策略

当前复杂性状多基因疾病研究采用以下策略。

(1)全基因组扫描策略:不考虑基因的功能,利用家系进行连锁分析,将某一复杂性疾病如高血压病易感基因位点定位到某一染色体区域。

(2)功能候选策略:根据疾病的病理生理特点和基因的功能研究,选择候选基因进行关联研究。

(3)定位候选策略:上述两种方法的结合,依赖于人类基因组计划的研究结果,进行关联分析或传递不平衡检验(transmission disequilibrium test,TDT)分析。

(4)全基因组关联分析:第三代 DNA 遗传标记单核苷酸多态性的兴起和对关联分析的重新认识,将使建立在单核苷酸多态性基础上的全基因组关联分析策略成为最新研究热点。

(5)样本分层和中间表型的应用:疾病的发生不是简单的开(turn-on)和关(turn-off)模式,更多的是上调(turn-up)和下调(turn-down)模式,在多基因疾病中,仅仅一个易感基因并不意味着高风险。事实上,大多数的携带者虽然存在着某些生物学缺陷即中间表型,但并不表现任何的临床症状,选择合适的中间表型或对样本进行分型,或许能大大提高疾病相关基因的检出率。

（6）差异表达分析：从 mRNA 水平上研究与不同表型相关的基因表达差异,从而筛选出相关基因。

（7）模式动物与比较基因组学：针对模式动物研究的结果往往对人类研究具有预示性。

2.5.3.2　单核苷酸多态性在多基因疾病研究中的应用

人类基因组承载了人类全部的可稳定遗传的信息。世界范围的人类群体,表型千差万别,而在基因组上的差异却非常小,而且大多数表现为单核苷酸多态性。就是这些单核苷酸多态性造成人群和个体在各种表现型上的差异。这些差异表现在体质特征、运动能力、疾病易感性及智力、心理等方面。位于基因内部的单核苷酸多态性,可以通过影响基因的转录、转录后加工、翻译,或者翻译后蛋白质产物的活性等影响基因的功能。在基因与表型的关联性研究中,cSNP 的存在常对确定候选基因起重大作用。单核苷酸多态性是最常见的变异,曾经估计人类基因组中有 1000 万个单核苷酸多态位点,而实际上人类基因组计划、千人基因组完成以后,大量的单核苷酸多态位点陆续被发现和积累。人类单核苷酸多态性被递交在 dbSNP 数据库（http://www.ncbi.nlm.nih.gov/SNP）。

如果某一因素可增加某种疾病的发生风险,即与正常对照人群相比,该因素在疾病人群中的频率较高,此时就认为该因素与疾病相关联。例如,非遗传因素吸咽与肺癌相关等。基于单核苷酸多态性的相关分析,则是研究群体中某种疾病与某个特定等位基因的频率相关。与连锁分析不同,它不需要家系资料,而是研究一个群体中的患者与非患者,当一个遗传标记的频率在患者明显超过非患者时,即表明该标记与疾病相关。通过相关分析,可研究一些复杂的多基因疾病,如肿瘤、糖尿病、高血压病等。例如,家族性高胆固醇血症患者血中低密度脂蛋白浓度较低,通过单核苷酸多态性检测发现低密度脂蛋白基因上游 139 位点处存在胞嘧啶（C）到鸟嘌呤（G）的变异,使转录因子 SP1 无法识别低密度脂蛋白基因启动子,导致其表达下降。多发性硬化与遗传密切相关。一项对超过 900 个多发性硬化患者家族的分析发现,白细胞介素-2（interleukin-2,IL-2）与白细胞介素-7（interleukin-7,IL-7）基因的单核苷酸多态性与发病有关。除了上述一些与遗传明显相关的疾病,单核苷酸多态性可能也影响某些非遗传性疾病,甚至是以外因为主的感染性疾病的易感性与预后。Toll 样受体 4(Toll - like receptor 4,TLR4)是革兰阴性菌成分脂多糖的受体,活化后启动细胞对微生物的先天性免疫。*TLR4* 基因 896A/G 与 1196C/T 增加机体对革兰阴性菌的易感性。肿瘤坏死因子- α(tumor necrosis factor - α,TNF - α)是能促进并放大炎症反应的一个炎症介质,其基因上游- 863C/A 与- 308G/A 两个单核苷酸多态位点与社区获得性肺炎患者病情严重程度相关。对炎症反应有抑制作用的白细胞介素- 10(interleukin - 10,IL - 10)基因中也存在单核苷酸多态性。IL - 10 启动子区域的- 1082 位点鸟嘌呤(G)被腺嘌呤(A)置换后,淋巴细胞合成 IL - 10 水平降低,损伤了机体对炎症反应的负调控作用等。

2.5.3.3　复杂疾病相关分析中存在的问题

在复杂疾病的相关分析中,利用单核苷酸多态性进行相关基因的定位不是一件容易的工作。在单核苷酸多态性的相关分析研究中,研究者除了需要大量的单核苷酸多态位点外,还需知道疾病的模式和被研究人群的历史,如他们的迁移模式等。因此,鉴于复杂疾病涉及的基因众多,有必要利用单核苷酸多态性的高密度性进行多个位点的综合研究。

疾病的发生或病理过程的变化是积累多个致病因素的结果。当发现多个与某一疾病密切相关的单核苷酸多态位点同时存在时,才有更大的把握预测该种疾病。所以要开展多个大规模多中心研究,同时检测多个分子的多个单核苷酸多态位点。目前,通过单核苷酸多态性检测预测疾病风险仍未实现,但对单核苷酸多态性多年的研究积累了大量的实验数据与经验,也为研究者日后研究单核苷酸多态性与疾病相关性提示了解决问题的思路。

2.5.3.4　单核苷酸多态性的法医学应用

单核苷酸多态性应用于人类个体识别主要在 3 个领域:估计样本的种族来源、预测犯罪者的个体特征及从降解 DNA 样本中获得更多信息。

法医 DNA 分型主要采用高度多态、易区分无关个体的短串联重复序列遗传标记,同时采用单核苷酸多态性协助调查案件,如预测罪犯祖先的遗传背景。与短串联重复序列相比,单核苷酸多态性突变率相当低,因而更易在人群中稳定遗传。单核苷酸多态性大约在 10^8 代中发生一次突变,而短串联重复序列突变率约为 1/1000。所以单核苷酸多态性和 Alu 插入常被作为人群特异性标志。这些位点在帮助调查案件、预测罪犯的种族起源中起重要作用。

随着人类基因组计划、国际 HapMap 计划的完成，人们未来会联合使用单核苷酸多态性检测平台和荧光短串联重复序列检测对案件样本进行 DNA 分型。美国国立标准化和科技中心建立了一个法医单核苷酸多态性网站：http://www.cstl.nist.gov/biotech/strbase/SNP.htm。这个网站试图为法医学领域单核苷酸多态性分析提供更多的遗传标记及新技术。但是，未来一些年内，单核苷酸多态性不太可能取代短串联重复序列作为法医学样本的参考检测方法。

2.5.3.5　单核苷酸多态性在分子人类学和群体遗传学研究中的应用

单核苷酸多态性主要是指在基因组水平上由单个核苷酸的变异所引起的序列多态性。其中，存在于常染色体、线粒体 DNA 和 Y 染色体上的单核苷酸多态性在分子人类学和群体遗传学研究方面有各自的作用特点。

对于群体遗传结构研究，常染色体单核苷酸多态性将显示出很大的优势，主要在于已经被揭示出来的单核苷酸多态位点具有极高的密度，蕴含极其丰富的遗传信息，尤其是人群的精细连锁不平衡结构研究只有在常染色体单核苷酸多态性中才能彻底进行。

由于 Y 染色体只存在于男性中，非重组区段 DNA 呈严格父系遗传，有效群体大小只有常染色体的 1/4，受遗传漂变的影响较大，对群体大小变化敏感，因而较忠实地记录人群迁移历史和人群分化建立过程，尤其是人群历史中必然存在的建立者效应（或称奠基者效应，founder effect）和瓶颈效应（bottle neck effect）在 Y 染色体 DNA 的研究中很好地反映出来。Y 染色体上的单核苷酸多态位点组成的遗传标记具有很强的群体特异性。这些突变大部分按照一定的时间顺序依次发生，能清晰地记录群体的历史。这些特点使 Y 染色体在重建人类的进化史和研究父系遗传关系方面占有优势。Y 染色体谱系在世界人群中的分布显示出很强的地理特异性。至今，一共有 20 个主要单倍群（A—T）发现并被命名，这些主要单倍群相应地都有被编号的亚群或亚枝。

人类的线粒体 DNA 随着母亲的卵细胞传递给后代。遵循母系遗传方式是线粒体 DNA 的主要特征之一。这可能是由于精子细胞在与卵子结合的时候只将头部的核 DNA 贡献给受精卵，而尾部的线粒体 DNA 则无法进入，并且精子细胞中线粒体 DNA 的拷贝数大约只是卵子中线粒体拷贝数的百分之一。

与核基因组相比,线粒体基因组具有很高的突变率,是核基因组的 $10\sim100$ 倍。这有助于在线粒体 DNA 的研究中获得更多的多态位点,并且可以区分一些亲缘关系较近的群体。同时,一个细胞中平均含有 $100\sim1000$ 个拷贝的线粒体 DNA,线粒体 DNA 的高拷贝数使得其 DNA 的提取和检测相对于核基因组 DNA 要容易许多。由于线粒体 DNA 存在于细胞的细胞质中,因而与 Y 染色体非重组区一样在减数分裂的时期也不发生重组。母系遗传、高突变率、高拷贝数和无重组 4 种特点使得线粒体 DNA 成为研究人群母系的起源和迁徙历史的有力工具。

世界人群线粒体 DNA 谱系关系的总体框架与 Y 染色体的系统树非常类似,最古老的 L 谱系只在非洲人中观察到,其中的 L3 分枝衍生出所有非洲以外的线粒体 DNA 谱系。非洲以外的所有线粒体 DNA 分为 M 和 N 两大分枝,其中 N 包括了所有西部欧亚特异的谱系 H、I、J、K、T、U、V、W 和 X,部分东亚特异的 A、B、R9、N9,大洋洲特异的 P 谱系也属于 N 分枝;M 分枝下游的谱系分布在东非(M1)、南亚(M2 - M6)、大洋洲(Q)和东亚(C、D、E、G 等)的人群中。美洲特异的单倍群 A、B、C、D 也分别包含在 M 和 N 两个大枝中。

2.6　拷贝数变异

基因组拷贝数变异(copy number variations,CNVs)是指与基因组参考序列相比,基因组中 $\geqslant1$ kb 的 DNA 片段插入、缺失和(或)扩增,以及其互相组合衍生出的复杂变异。基因组拷贝数变异具有分布范围广、可遗传、相对稳定和高度异质性等特点。拷贝数变异作为一种新的疾病易感标志的基因组 DNA 多态性,其变异引起的基因剂量改变可以导致表型改变。基于拷贝数变异的疾病易感基因鉴定策略——拷贝数变异的全基因组关联分析,它与传统的基于单核苷酸多态性的关联分析具有互补性,通过认识基因组结构变异可以认识复杂疾病的分子机制和遗传基础。

2.6.1　拷贝数变异在基因组中的分布特点

根据基因组变异数据库(database of genomic variants,DGV,http://projects. tcag. ca/variation/)的统计,截至 2016 年 5 月 15 日,基于 NCBI build

参考基因组序列发现的拷贝数变异为 552 586,由此形成的拷贝数变异区域 (copy number variation region,CNVR)超过 4000 个(NCBI:4192 个),其中碱基片段最多的为 1~10 kb(具体每条染色体上的拷贝数变异详细信息见上述网址链接)。

2.6.2　拷贝数变异的组成形式

拷贝数变异可以是简单的 DNA 结构变化,如单一片段的扩增、缺失、插入,也可以是复杂的染色体扩增、缺失和插入的各种组合形式。非等位基因同源重组和非同源末端连接可能在拷贝数变异的形成中发挥重要作用。根据拷贝数变异的遗传和组成形式,将拷贝数变异分为 5 类:缺失、扩增、同一位点并发的缺失与扩增、多等位基因位点和复杂难以描述的位点。通常,扩增比缺失更为常见,并覆盖更大的范围,这主要是因为染色体大片段缺失通常会引起更为严重的表型后果,甚至会造成携带该变异的胎儿致死,难以在进化中保留下来。另外,一个与拷贝数变异相关的概念是重复片段倍增(segmental duplication,SD),它是指参考基因组序列中出现 DNA 片段长度大于 1 kb 的两个或两个以上拷贝,不同拷贝之间的序列同源性大于 90%。全基因组中重复片段倍增的密度是 4%~5%,而拷贝数变异富集区的重复片段倍增平均密度约为 25%,拷贝数变异稀有区的平均密度在 2%~3%。因此,拷贝数变异和重复片段倍增的发生具有高度相关性,表明两者可能具有相似的发生学基础。重复片段倍增也是拷贝数变异的一种组成形式。

2.6.3　拷贝数变异具有可遗传性、相对稳定性和高度异质性

拷贝数变异除了具有覆盖范围广、组成形式多样的特点以外,还具有其作为疾病易感标志的 3 个重要特点——可遗传性、相对稳定性和高度异质性。正常个体中的绝大多数拷贝数变异遵从孟德尔遗传规律,而且它们在人群之间的传递相对稳定,符合 Hardy - Weinberg 平衡定律。两个不同个体之间的拷贝数变异变化不足 0.5%,而只有不到 1% 的拷贝数变异无法通过同一等位基因的简单遗传方式来解释。因此,相对于单核苷酸多态的概念,将人群中等位基因频率大于 1% 的拷贝数变异定义为基因组拷贝数多态(copy number polymorphism,CNP),90% 以上的拷贝数变异属于这一类型,而小于 1% 的拷

贝数变异称为罕见拷贝数变异。应用一定的算法,可以将基因组拷贝数多态划分为双等位或多等位位点(约 10% 的拷贝数变异)。其中,双等位缺失位点可以有 0、1、2 三种,代表三种基因型;相应的,双等位扩增位点可以有 2、3、4 三种,代表三种基因型;而多等位位点可以有比较复杂的拷贝数变化范围,可以通过降维等方法来处理。将拷贝数变异理解为数量性状位点,有利于阐述各种拷贝数变异的遗传力。

对父母-子女三人同胞对(Trios)样本分析发现,子女中绝大多数的拷贝数变异遗传自父母,称之为遗传性拷贝数变异(inherited CNVs),而新发生的与父母染色体同源序列重合率小于 50% 的拷贝数变异,称为新的拷贝数变异/新的拷贝数突变(De novo CNVs/De novo CN mutations)。遗传性拷贝数变异通常是某些疾病具有家族聚集性的遗传学基础,而新的拷贝数突变可能导致某些散发性疾病的发生。

此外,拷贝数变异具有与单核苷酸多态性相似程度的人种差异,即不同人群之间可能共享大部分相同的拷贝数变异,而部分基因组拷贝数多态在不同人群中以不同频率分离并有显著性差异。拷贝数变异具有的上述人群遗传学特点,其多态性成为一种新的遗传标记,可以用于鉴定疾病易感基因位点的关联分析。

2.6.4　拷贝数变异全基因组扫描的方法

目前常用的拷贝数变异技术平台有基于大插入片段的比较基因组杂交(comparative genomic hybridization,CGH)、代表性寡核苷酸微阵列分析(respectively oligonucleotide microarray analysis,ROMA)、基于长的等温寡核苷酸探针的比较基因组杂交(long isothermic oligonucleotide based CGH arrays)和 SNP 芯片等。

2.6.5　拷贝数变异全基因组关联分析在疾病易感基因筛查中的应用

将近 16% 的与已知疾病相关基因都存在于拷贝数变异中,包括罕见的遗传性疾病,如 DiGeorge 综合征、Angelman 综合征、Prader - Will 综合征、Pick - Wick 综合征,以及其他疾病如精神分裂、白内障、脊柱肌肉萎缩和动脉粥样硬化、肾病、帕金森病、阿尔茨海默病和获得性免疫缺陷综合征(acquired immunodeficiency syndrome, AIDS)的易感性等。目前的拷贝数变异全基因组关联分析主要集中在散发性疾病与新的拷贝数突变方面。传统认为,遗传性疾病通常是指遗传性状与改变蛋白质结构、功能或调节的突变碱基以孟德尔遗传方式分离。然而,临床遗传学家发现,至少有 97% 的疾病是散发的,而且不涉及任何基因的突变,仅仅源于拷贝数变异,如自闭症、精神分裂症、骨质疏松症等。用 Affymetrix 500KSNP 芯片检测到骨质疏松症患者位于 4q13.2,*UGT2B17* 的基因存在遗传性缺失。对 15 767 位有各种发育和智力障碍的儿童进行了拷贝数变异检测研究发现,与成年人相比,这些患儿体内存在过量的大拷贝数变异,疾病的风险也随着拷贝数变异量增加而增加。在越严重的发育障碍患者体内,拷贝数变异负担越高。此外,拷贝数目缺失还会阻碍人长高。在身高较矮的人的基因组内,会过量出现罕见的拷贝数目变异。

主要参考文献

[1] 李生斌. 人类 DNA 遗传标记[M]. 北京:人民卫生出版社,2002.

[2] 盖莱哈特 T D,柯林斯 F S,金斯伯格 D. 医学遗传学原理[M]. 孙开来,译. 北京:科学出版社,2001.

[3] 李璞. 遗传学[M]. 北京:中国协和医科大学出版社,2000.

[4] 李辉. 澳泰民族的遗传结构[D]. 上海:复旦大学,2005.

[5] 徐书华. 高密度常染色体 SNPs 揭示的现代人群遗传结构[D]. 上海:复旦大学,2006.

[6] 莫图尔斯基 V. 人类遗传学:问题与方法[M]. 罗会元,译. 3 版. 北京:人民卫生出版社,1999.

[7] 张丹丹. 运用内源性表型方法发现海洛因依赖相关基因[D]. 上海:复旦大学,2007.

[8] 布尔特尔 J M. 法医 DNA 分型 STR 遗传标记的生物学、方法学及遗传学[M]. 侯一平,刘雅诚,译. 2 版. 北京:科学出版社,2007.

（康龙丽）

下 篇

各 论

第 3 章
大骨节病的生物学基础与应用

大骨节病(Kashin - Beck disease, KBD)是一种以损害儿童发育过程中软骨内化骨型的透明软骨(骺软骨、骺板软骨和关节软骨)并导致软骨内化骨障碍的地方性、继发性变形性骨关节病(secondary deformation osteoarthritis)。本病的发现至少可追溯到 16 世纪。1849 年俄罗斯 I. M. Yurensky 最早报道,其后俄罗斯军医 N. I. Kashin(1859—1868)和 E. Beck(1899—1908)进行了临床流行病学研究,故此命名为"Kashin(Kaschin)- Beck disease"。1644 年我国《山西省安泽县志》和 1908 年吉林省刘建封所述的《长白山江岗志略》已记载有本病。

3.1 大骨节病的流行病学特征

(1)地区分布:在世界范围内,大骨节病主要分布于俄罗斯的赤塔市和阿穆尔州、朝鲜北部山区的咸镜南道、咸镜北道和平安北道,以及我国境内从东北到西南青藏高原斜形地带中的黑龙江省、吉林省、辽宁省、内蒙古自治区、河北省、山东省、河南省、山西省、陕西省、甘肃省、四川省、青海省、西藏自治区的 15 个地区 378 个县的贫困农、半牧和山区。

1)地理地貌特征:病区主要分布在温带、暖温带棕、褐土系列,皆属大陆气候,暑期短,霜期长,昼夜温差大、半湿润半干旱气候。病区地貌复杂,我国东北病区直至俄罗斯赤塔市和阿穆尔州多为浅山与丘陵地,其中以河谷甸子、山间谷地等低洼潮湿地段发病最重,而西北黄土高原病区,则以沟壑地带发病较重。病区有自俄罗斯、我国东北到青藏高原呈海拔高度逐渐增高的趋势,并且主要分布在低硒生态环境中。

2)灶状或镶嵌状分布:病区多稳定相间于大片非病区之中,若干病区省、县和乡成片状相连或病村、户沿山麓或沟谷成带状相连,呈此发彼不发的灶状或镶嵌状分布,即在一大片患病村屯中,可以出现一个或几个不发病的"健康岛",

在一大片不发病的村屯中也可以出现一个或几个"病岛"。

3)病区分布相对稳定但病情易变:病区分布相对较稳定但不同病区之间病情显著不同。我国制定的病区类型划分标准将本病分为3种类型:当地自然村屯全民临床Ⅰ～Ⅲ度患病率或7～12岁儿童X线检出率在10%以下为轻病区,在10%～30%为中等病区,在30%以上为重病区。病区类型可随时间变化而发展为消退、加重或出现新病区。

4)发病与饮用水、粮的关系:病区人群的粮食和饮水来源不同明显影响本病的患病率。病区人群主要粮食品种有小麦、玉米、青稞、大米、小米、莜麦,饮用水源类型有井水、河水、沟渠水、窖水、溪水等。其主要特点是,饮用水源不同,主食来源不同,其人群发病率有明显差异。例如,东北地区吃大米的病区人群不发病,而吃自产粮的人群发病多而严重;主要饮食的粮食品种相同,来源和加工方法亦相同,但饮用水源不同,其患病率也不相同;川西高原主食肉类的牧区和肉粮搭配的半农半牧区,也存在大骨节病病区,但牧区患病率低于半农半牧区。

(2)人群分布:包括以下几方面。

1)发病年龄与性别:本病以儿童和青少年发病为主,成人新发甚少。不同病区的大骨节病多发年龄不同,最小发病年龄多为1～3岁。发病年龄与病区类型有关,重病区发病年龄提前,即2～3岁可发病,轻病区发病年龄可至10岁左右,且症状较轻。性别患病率虽各地有异,但全国普查无显著性差异。

2)种族与民族:本病主要侵犯人类,病区家畜及其他动物尚未发现。病区居住的俄罗斯人、日本人以及我国的汉族、满族、回族、蒙古族、藏族、达斡尔族和朝鲜族人,虽其生活方式和习惯不同,但均可发病。生活在同一病区的同一民族由于主食的品种和来源不同、生活条件不一样或饮水不同,发病亦不一致。民族间患病率差异取决于主食的粮食种类和生活方式,同一病区的朝鲜族居民以大米为主食者可不发病,而与汉族居民一样以玉米为主食者发病相同。

3)职业:本病主要发生在病区主食自产玉米、小麦的农业贫困户中,而同病村中非农业人口或教师、干部和医生家庭发病甚少。病区中农场职工户儿童因食用自种粮而可发病,有的甚重。原属重病村的农业人口调换自产主食粮为国库粮之后,职业未变但病情下降。患病职业差别的原因可能与家庭经济状况不同,补充蔬菜、肉、蛋等副食和口粮来源不同有关。

4)移民发病情况:非病区出生的儿童迁入大骨节病病区者可与当地病区儿

童一样发病,但与迁入病区时的年龄和迁入后居住的时间长短有关,迁入时年龄越小、在病区居住时间越长,其发病危险性就越高,但不同民族之间无差异;年龄超过 20 岁迁入病区者发病者较少。病区人群迁入非病区者可不发病或症状体征减轻,但再回迁病区后仍可发病或病情加重。

5)家庭聚集性:大骨节病有家庭多发和家庭聚集性。患病率在 10%~90% 的病村,其子一代患病的家庭聚集性与轻、中、重病区类型和父母亲患大骨节病的表现型有关。大骨节病指示病例的双亲和同胞的患病危险度比非血缘亲属高 3~4 倍,其同胞对的遗传度为 28.61%,但在患病非常严重的大骨节病家庭,指示病例的同胞中可不发生大骨节病,提示家庭成员在共同饮食、生活居住的环境中本病的发病有个体差异。

(3)时间分布:包括以下几方面。

1)长期趋势:不同病区的大骨节病长期流行趋势(secular trend)和经历时间不同。自 1849 年发现本病以来,大骨节病病情经历了上升、稳定和消退的长期变化,但不同病区的长期变化趋势不同,俄罗斯赤塔市病区的病情下降和控制在前,随后为我国东部病区,并逐渐向西部病区推进。1990—2008 年全国儿童大骨节病病情监测表明,东部病区 7~12 岁儿童大骨节病显著下降,并达到控制水平,而西部病区仍然较重。随着年龄的增长,儿童大骨节病可发展为成人大骨节病。除病区致病环境因素外,社会-经济-卫生的发展、生活居住环境、营养膳食及贫困状况的改善等因素可影响大骨节病的长期趋势。

2)年度和季节性变化:大骨节病发病率或患病率在连续若干年中或每年在一定季节内呈现升高或症状、体征的加重。发病的年度变化有多种类型,可呈阶梯式上升,逐渐达发病高峰,而后呈阶梯式下降,或病情突然下降后又上升。大骨节病儿童手部 X 线干骺端改变检出率和临床关节疼痛等症状可依不同季节而发生变化。我国已建立和制订了全国大骨节病病情监测方案,以掌握反映大骨节病的年度变化趋势。

3.2　大骨节病的临床表现与诊断

(1)临床表现:大骨节病临床发病缓慢隐匿,以四肢关节损害为主,但智力和心、脑、肺等脏器损害不明显,临床上表现为对称性指末弯、四肢关节疼痛、晨僵、增粗、变形、运动功能障碍、肌肉萎缩,严重者出现短指、短肢,甚至矮小畸形。关节损害的程度以四肢手足、腕踝、肘膝向肩髋和脊椎、颅骨发展,呈多发性、对称性和对应性,但不伴有发红、肿胀和发热等炎症体征。发病年龄越小、骺板软骨损害越重,关节畸形或身材矮小越严重。关节负重、营养状况和劳动强度可影响关节症状和体征的严重程度[1]。

(2)X线表现:大骨节病 X 线表现主要见于四肢长短管状骨的干骺端、骨端、骨骺和关节软骨,主要表现有掌指骨干骺端部位模糊中断、消失、硬化增宽、凹陷;骨骺不同程度的变形;骨端及四肢中、小关节软骨下骨质边缘毛糙、不规则或平直、骨刺、增粗变形和关节间隙狭窄;严重者肱骨缩短、跟距骨压缩性改变、膝关节内翻或外翻畸形、股骨头发育不良、股骨颈变短及椎体前缘压缩性变化。这些 X 线征象是本病软骨组织坏死后发生的继发性营养不良性钙化、骨化以及原来骨性结构的变形和破坏所致。四肢关节中手部掌指骨损害表现最早、损害率最高,显现从干骺端至其后骨端、骨骺和腕骨不同病变时期的病变是观察儿童大骨节病的首选部位。指骨骨端病变和骺线不规则提前闭合、跟距骨压缩性改变为本病特征性病变,可与其他骨与软骨病鉴别,而掌指骨干骺端病变则为本病早期而灵敏的观察指标。

(3)诊断:我国已制定大骨节病临床诊断标准。根据病区居住史、临床表现和 X 线掌指骨多发性、对称性骨端及干骺端先期钙化带部位、骺线不规则提前闭合等 X 线征象诊断儿童大骨节病,掌指骨骨端及关节增粗变形合并跟距骨压缩性改变者可诊断成人大骨节病。

1)临床分期:早期——掌指骨 X 线干骺端先期钙化带部位凹陷、不整伴硬化和(或)骨端骨性关节面 X 线病变征象,或伴有多发对称性手指末节屈曲,但无指间关节骨性增粗等体征。Ⅰ度:多发性、对称性指间关节骨性增粗,或伴有踝、腕关节增粗、运动功能障碍、疼痛和轻度肌肉萎缩。Ⅱ度:在Ⅰ度症状、体征上,出现短指(趾)畸形。Ⅲ度:在Ⅱ度症状、体征上,出现短肢和矮小畸形。

2)X线分度:依据掌指骨、腕骨、距跟骨 X 线征象变化可将儿童大骨节病划分为活动型、非活动型和陈旧型 3 种。骨骺等径期前,指骨干骺端先期钙化带出现凹陷、骺线变窄,或伴有骨端、骨骺及腕骨病变划分为活动型;骨骺等径期前,干骺端先期钙化带凹陷中出现修复性硬化,或不伴有干骺端改变的骨端各种 X 线征划分为非活动型;骺线早期闭合出现的各种 X 线征为陈旧型。依据

掌指骨、腕骨、距跟骨 X 线征象的严重程度将本病划分为轻度、中度和重度
3 种。

（4）鉴别诊断：依据本病的发病年龄、地方性分布及发病诱因，可与原发性和继
发性骨关节炎、类风湿性关节炎鉴别；依据本病矮小畸形呈不匀称性侏儒，可与匀称
性侏儒的克汀病、先天不对称发育性侏儒、黏多糖症、干骺骨骺发育障碍、软骨发
育不全、假性骨骺发育不全、多发性骨骺发育不良等无智力或性发育障碍鉴别。

3.3　大骨节病的病因与发病机制

（1）病因：长期以来认为，大骨节病的深层软骨细胞坏死是环境有害因素所
致，先后曾提出大骨节病可疑致病因素有 50 余种，如放射性物质中毒、维生素
缺乏、传染中毒、内分泌失调、水中铅过量、铁慢性摄取过剩、钙缺乏、大骨节病
粮食真菌毒素中毒学说、大骨节病生物地球化学学说、大骨节病饮水中有机物
中毒学说、自由基机制、环境低温低硒生态效应、病毒感染以及低硒与生物因素
的复合等。在这些因素中，一些是大骨节病发生的主要危险因素，一些可能是
发病相关的辅助因素。随着大骨节病病因学认识的深入发展，目前主要集中在
以下 3 种假说[2]。

1）大骨节病生物地球化学学说（biogeochemical hypothesis of Kashin -
Beck disease）：该假说认为，大骨节病的发生与特定的地理生态环境中的某些
化学元素或化合物过多、缺乏，或元素离子间比例失调有关。病区环境可溶性
无机元素离子流失，土、水、粮中缺乏或过多的元素有硒、铁、锶、钡、钛、铅、铜、
镁、铝、钒、硅、铊等，其中以硒缺乏说占主导地位，其他元素与大骨节病的分布
无一致性相关，并且未能在大骨节病患者或实验动物体内找到特异性损害软骨
细胞的确切依据。

20 世纪 70 年代，我国学者发现低硒环境与大骨节病关系密切，并逐渐发
展为硒缺乏，或称为大骨节病低硒学说（low selenium hypothesis of Kashin -
Beck disease）。我国大骨节病病区主要分布在低硒土壤地带上，土壤总硒含量
在 0.15 mg/kg 以下，粮食硒含量多低于 0.020 mg/kg。病区人群食入当地自
产的低硒粮食后体内呈低硒营养状态和以低硒为中心的一系列代谢变化，表现
为病区人群血、尿、头发硒含量、全血谷胱甘肽过氧化物酶活性低于非病区健康

者,而血清谷草转氨酶(glutamic – oxaloacetic transaminase,GOT)、谷丙转氨酶(glutamic – pyruvic transaminase,GPT)、乳酸盐脱氢酶(lactic acid dehydrogenase,LDH)、羟丁酸脱氢酶(hydroxybutyrate dehydrogenase,HBDH)、脂质过氧化物和游离脂肪含量等活性增高。病区与非病区人群的发硒界限值为 200 ng/g,但也有认为是 110 ng/g。然而,我国四川省南部地区,新西兰、芬兰的低硒地区并无本病发生;低硒实验 3 代大鼠未能观察到类似人类大骨节病的软骨细胞坏死。因而,目前认为环境低硒是大骨节病发病的重要环境因素之一。

2)大骨节病粮食真菌毒素中毒学说(hypothesis of cereal contamination by mycotoxin producing fungi for Kashin – Beck disease):该假说认为,病区谷物被某种镰刀菌及其所产生毒素和代谢产物污染并形成耐热的毒性物质,居民因食用含有此种真菌与毒素的食物而发生大骨节病。病区皆属大陆性气候,暑期短,霜期长,昼夜温差大,粮食收获时多在雨量较多的季节,存在着粮食真菌生长和产生毒素的适宜条件,但不同病区的粮食中检出优势镰刀菌及其毒素不同。例如,赤塔市病区为梨孢镰刀菌(*Fusarium Sporotrichiella* Var Poae),我国东北病区为尖孢镰刀菌(*Fusarium oxysporum*),陕西省则为禾谷镰刀菌(*Fusarium Graminearum*)和串珠镰刀菌(*Fusarium moniliforme*)。病区粮食中检出的毒素有丁烯酸内脂(butenolide)、脱氧雪腐镰刀菌烯醇(deoxynivalenol)、雪腐镰刀菌烯醇(nivalenol)等。20 世纪 90 年代,我国学者提出,T – 2 毒素是引起大骨节病的致病物质,病区小麦、玉米中为 2.0～1549.4 ng/g,但尚未在大骨节病新发儿童体内检出镰刀菌毒素及其代谢产物。低硒复合 T – 2 毒素或串珠镰刀菌素可引起小型猪多个关节软骨出现类似人类大骨节病的软骨坏死,但骺板软骨未出现。因此,应重视单一毒素和多种毒素,以及与硒缺乏联合与大骨节病发生的关系。

3)大骨节病饮水中有机物中毒学说(hypothesis of high organic material level in the drinking water for Kashin – Beck disease):该假说认为,大骨节病是病区饮水被植物残骸分解物或腐殖质污染形成的有机物污染而致人体发生的一种慢性中毒性疾病,其中有机物主要是指自然腐败的分解产物阿魏酸(ferulic acid)、对羟基桂皮酸(*p* –hydro – cinnamic acid)、黄腐酸(fulvic acid,FA)等。大骨节病病区饮用水源类型与病情密切相关,饮水中腐殖酸总量、羟基腐殖酸含量与大骨节病病变率呈正相关,病区改水后可使大骨节病病情大幅度下降。

然而,饮用同一水源自然屯的大骨节病发病有家庭聚集性倾向,重病区与非病区、病户与非病户间饮水中腐殖酸含量无显著性差异,以及用高浓度的病区饮水提取的黄腐酸对软骨组织无选择性损害尚不能完全解释其为本病的始动病因。

(2)发病机制:儿童发育中软骨内化骨型骨骼的骺软骨、骺板软骨和关节软骨是本病原始的发病部位,以成熟期软骨细胞坏死、增殖期细胞过度凋亡、细胞外基质蛋白及其调控基因的异常,以及软骨代谢障碍等分子生物学变化为主,病变实质属于软骨营养不良性变化。早期表现为软骨萎缩、变性和多发性片状或带状、近骨性分布坏死,多见于骺板软骨肥大层或关节软骨深层;严重者侵及全层,导致骺板提前骨性闭合,造成管状骨纵向生长停止,形成短指(趾)或短肢畸形。软骨坏死后出现继发性细胞增生、坏死灶吸收、移出以及机化、钙化和骨化,形成干骺端部位凹陷、不整伴硬化的 X 线征象。在重力和摩擦等机械作用下,关节软骨表层剥蚀、脱落,形成关节游离体(关节鼠),造成关节软骨大小不等的缺损、骨赘或骨刺形成、骨端增粗及关节间隙狭窄等继发性变形性骨关节病,但不发生骨性关节强直。晚期患者关节滑膜增生、钙化和骨化,加重关节功能障碍[3]。

大骨节病儿童软骨 DNA 含量减少,血浆蛋白质、氨基酸和尿胶原、氨基多糖代谢异常;脂质过氧化、硒代谢和内源性硫代谢障碍;软骨 II 型胶原表达减少,I 型、III 型胶原表达增多,甲状旁腺激素相关肽(PTHrP)、转化生长因子- β(TGF - β)、碱性成纤维细胞生长因子(bFGF)、血管内皮生长因子(VEGF)的表达异常,软骨细胞过度凋亡及其调控因子 Bcl - 2、Bax、Fas、iNOS 表达异常,以及血清一氧化氮(NO)、一氧化氮合酶(NOS)、诱导型一氧化氮合酶(iNOS)水平增高等变化。采用基因芯片和 SELDI/TOF - MS 蛋白质组学技术发现,大骨节病患者软骨细胞的差异基因表达谱和血清差异蛋白表达谱不同于病区与非病区健康人群和骨关节病患者的表达谱,主要涉及软骨代谢、细胞凋亡及其信号转导障碍和细胞外骨架蛋白异常等。

3.4　大骨节病的基因多态性

3.4.1　短串联重复序列多态性与大骨节病的关联分析

随着新的分子生物学技术的不断涌现和检测手段的不断简化,关于短串联重复序列（short tandem repeat，STR）和单核苷酸多态性（single nucleotide polymorphism，SNP）与大骨节病的关联分析，自 2005 年以来已有不少报道。采用荧光标记基因扫描方法，检测患者、病区内对照及非病区外对照人群外周血中的 2 号染色体的 14 个短串联重复序列：D2S286、D2S165、D2S160、D2S2211、D2S367、D2S125、D2S206、D2S117、D2S142、D2S2333、D2S126、D2S325、D2S364 和 D2S337，分析陕西省大骨节病病区与病区内对照及非病区外对照人群 2 号染色体上 14 个短串联重复序列位点多态性差异。计算 3 组人群中 14 个基因位点的基因频率，并对各组间基因频率的分布进行比较，结果 D2S165 与 D2S2333 两个位点在病例组、病区内对照组与非病区外对照组 3 组频率分布差异均有统计学意义（P<0.05）。D2S160 位点在病例组与病区内对照组差异有统计学意义（P=0.046），D2S364 位点 3 组基因频率分布差异有统计学意义（P=0.046）。大骨节病患者及内对照人群 2 号染色体 D2S165 与 D2S2333 位点的等位基因分布不同于非病区外对照人群。

在陕西省麟游县大骨节病病区收集 23 个大骨节病核心家系，应用实时定量 PCR、GeneScan Analysis 3.7 和 Genotyper 3.7 软件进行基因分析。对核心家系进行单体型相对风险分析（haplotype based haplotype relative risk，HHRR）和传递不平衡检验（TDT）。采用原子荧光光谱法测定血清硒水平，用二项 logistic 回归模型分析低硒暴露与大骨节病可疑易感基因的交互作用。结果显示，23 个核心家系的 HHRR 和 TDT 分析发现 3 个等位基因（位点 2S151 的等位基因 248 bp、位点 D2S305 的等位基因 320 bp 和位点 D11S4094 的等位基因 194 bp）与大骨节病关联（P<0.05）。被研究人群的平均血硒浓度为 0.037 μg/ml，未发现低硒暴露与多态性短串联重复序列位点的交互作用（P>0.05）。D2S151、D2S305 和 D11S4094 位点或其附近位点的多态性可能与大骨节病发病有关，可疑易感基因和低硒暴露在研究人群中无交互作用。

对大骨病患者和正常对照组 12 号染色体上 16 个短串联重复序列位点（D12S313、D12S304、D12S1640、D12S1708、D12S158、D12S1675、D12S1663、D12S1697、D12S1725、D12S1613、D12S1718、D12S358、D12S367、D12S1638、D12S1646 和 D12S1682）进行检测并研究显示，大骨节病患者在 12 号染色体的 D12S367、D12S1638 和 D12S1725、D12S304 等短串联重复序列位点与对照人群存在差异。

依据大骨节病临床诊断标准,诊断先证者及 23 个核心家庭的 90 例成员并收集其血样。分析大骨节病核心家系 12 号染色体上 8 个短串联重复序列位点与大骨节病的连锁关系。采用 GeneScan 扫描方法,对 12 号染色体上的 $D12S1613$、$D12S1725$、$D12S1663$、$D12S1697$、$D12S1675$、$D12S358$、$D12S1638$ 和 $D12S1682$ 共 8 个短串联重复序列位点的基因多态性进行分析,其中 $D12S1725$ 短串联重复序列位点与大骨节病的对数优势分数值为 2.52。建议确认大骨节病连锁位点可能位于 $D12S1725$ 位点附近。

选择陕西省榆林市、咸阳市永寿县等大骨节病病区患者和病区内对照及咸阳地区非病区外对照人群,采用荧光标记基因扫描技术,检测了 2 号、11 号和 12 号染色体上的 50 个短串联重复序列多态性($D2S112$、$D2S162$、$D2S2330$、$D2S216$、$D2S347$、$D2S259$、$D2S319$、$D2S168$、$D2S286$、$D2S165$、$D2S160$、$D2S2211$、$D2S367$、$D2S125$、$D2S206$、$D2S117$、$D2S142$、$D2S2333$、$D2S126$、$D2S325$、$D2S364$、$D2S337$,$D11S1760$、$D11S4102$、$D11S4116$、$D11S4207$、$D11S4162$、$D11S914$、$D11S4127$、$D11S917$、$D11S4146$、$D11S01$,$D12S1718$、$D12S1675$、$D12S358$、$D12S367$、$D12S1638$、$D12S1646$、$D12S1682$、$D12S313$、$D12S304$、$D12S1640$、$D12S1708$、$D12S1583$、$D12S358$、$D12S1675$、$D12S1663$、$D12S1697$、$D12S1725$、$D12S1613$),应用关联分析获得的与大骨节病显著关联的短串联重复序列位点如下。

(1)2 号染色体 22 个短串联重复序列位点中 $D2S347$、$D2S319$、$D2S165$、$D2S2333$、$D2S364$ 位点在大骨节病病区内对照和非病区外对照之间的基因频率分布均有显著性差异($P=0.004$、$P=0.000$),其中在 $D2S347$ 位点,大骨节病组与外对照组有显著性差异($P=0.000$);在 $D2S319$ 位点患者组、内对照组与外对照组均有显著性差异($P=0.0071$、$P=0.000$),大骨节病患者组与内对照组也存在显著性差异($P=0.047$、$P=0.046$)。

(2)11 号染色体 10 个短串联重复序列位点中 $D11S917$ 位点的等位基因分布显著不同于非病区外对照人群。3 组的基因频率分布差异有显著性($P=0.014$),患者组、内对照组与外对照组差异均有显著性($P=0.019$、$P=0.014$)。

(3)12 号染色体 18 个短串联重复序列位点中 $D12S367$、$D12S1638$、$D12S304$ 和 $D12S1725$ 位点的等位基因分布显著不同于病区内对照人群与非病区外对照人群的分布。其中,$D12S367$ 和 $D12S1638$ 位点,患者与病区内对照($D12S367$：$P=0.034$；$D12S1638$：$P=0.041$)及非病区外对照间($D12S367$：$P=0.029$；$D12S1638$：$P=0.028$)均有显著性差异；$D12S1725$ 位点在患者与病区正常组($P=0.0319$)及非病区正常组间($P=0.005$)均有显著性差异；病例组和对照组 $D12S304$ 位点的基因频率比较，差异有统计学意义($P=0.00625$)。

3.4.2　单核苷酸多态性与大骨节病的关联分析

采用聚合酶链反应-限制性片段长度多态性(polymerase chain reaction - restriction fragment length polymorphism，PCR - RFLP)技术检测 84 例大骨节病患者和 109 例正常对照者硫氧还蛋白还原酶 2 基因 $TrxR2$ rs5748469 位点的基因型。研究 $TrxR2$ 单核苷酸多态性与大骨节病易感性的关系发现，大骨节病组 A/A、A/C、C/C 基因型频率分别为83.33％、15.48％、1.19％，正常对照组 A/A 和 A/C 基因型分别为 74.31％ 和 25.69％，提示该位点与大骨节病易感性之间不具有明显的相关性。

真菌毒素(mycotoxin)可诱导软骨细胞损伤，被认为在大骨节病的发生中起着关键作用，但具体机制还不清楚。利用 Agilent 公司的人类全基因组微阵列芯片(human whole genome microarray chip)，从环境相关基因组数据库(the environmentally related genomic database toxicogenomics)中筛选 1167 个真菌毒素相关的基因(mycotoxin - related genes，MRG)，检测了大骨节病患者和正常对照组人群的 1167 个 MRG 基因结果发现，大骨节病患者软骨中 7 个 MRG 上调，2 个 MRG 下调，这些基因涉及胶原蛋白基因、凋亡、代谢、生长和发育。基因本体(gene ontology，GO)表达分析表明，4 个凋亡相关基因本体和 5 个生长与发育相关的基因本体在大骨节病软骨表达上调，综上研究提示，真菌毒素在大骨节病发生中的作用可能是通过影响软骨胶原、细胞凋亡和生长与发育等真菌毒素相关的基因的功能异常来体现。

检测西藏大骨节病患者和正常对照组人群 HLA 基因 14 个单核苷酸多态位点 (rs11757159、rs3129766、rs9272346、rs17426593、rs2856695、rs9275295、rs6457617、rs6457620、rs7745040、rs6907114、rs5029393、rs241438、rs2187688、rs151719)，其中 4 个单核苷酸多态位点 (rs6457617、rs6457620、rs9275295、rs7745040)与大骨节病相关 (ORs 为 1.307～1.402，组间 P 为 0.0006～0.0039)。保护单倍型：$GTCC$($OR=0.77$，$P=0.0031$)；易感单倍型：$ACGT$

$(OR=1.40,P=0.0014)$。$HLA-DRB1 * 08$ 和 $HLA-DRB1 * 11$ 在大骨节病患者和对照组显著不同（$HLA-DRB1 * 08$，$OR=0.731$，$P=0.00564$；$HLA-DRB1 * 11$，$OR=0.489$，$P=0.000395$）。血清中硒和碘的浓度在同一村庄的病例对照组人群间显著不同（$P=0.0013$ 和 $P=1.84×10^{-12}$）[4]。

对 103 例大骨节病患者和 91 例健康人的生长分化因子 5（growth differen-tiation factor 5，GDF5）基因上的 3 个单核苷酸多态位点［rs143383（T＞C），rs224334（G＞A），rs224329（C＞T）］进行基因分型，应用单倍型重构分析方法显示单倍型 TGC 和 TAT 在大骨节病患者和健康人群之间存在差异，但 3 个位点单位点关联分析未显示与大骨节病具有相关性，提示单倍型 TGC 与大骨节病具有相关性。

选择陕西省麟游县、永寿县大骨节病区人群，分别采用限制性核酸内切酶酶切法和聚合酶链反应-限制性片段长度多态性技术及 Tetra-primer ARMS PCR（Tetra-primer amplification refractory mutation system PCR），检测 $IL-1\beta$、DVWA、TrxR2、GPX1、SEPP1、DIO2、GPX4 的单核苷酸多态位点的多态性，应用关联分析获得的与大骨节病显著关联的单核苷酸多态位点如下。

（1）$IL-1\beta$：其基因上的酶切单核苷酸多态位点 rs16944（$IL-1\beta$）位点基因型频率与大骨节病有显著相关性（$\chi^2=24.28$，$P<0.001$），该位点等位基因频率在病例组与对照组间同样存在统计学差异（$\chi^2=5.683$，$P=0.0171$）。DVWA 基因上的酶切核苷酸多态位点 rs4685241 和 $IL-1\beta$ 基因上的酶切单核苷酸多态位点 rs1143627 在基因型频率、单位点等位基因频率及单倍型重构分析中与大骨节病均无显著性关联。

（2）GPX1（rs1050450）、TrxR2（rs5748469）、SEPP1（rs7579）和 DIO2（rs225014）：GPX1 的单核苷酸多态位点（rs1050450）基因型和等位基因频率在大骨节病患者和对照组（$P=0.013$，$P=0.037$）之间有显著差异性。TrxR2（rs5748469）、SEPP1（rs7579）和 DIO2（rs225014）的单核苷酸多态位点与大骨节病无显著性关联关系。

（3）GPX4：两个单核苷酸多态位点（rs713041、rs4807542）显示其单核苷酸多态性存在连锁不平衡。对照组的 A—T 单体型（$P=0.0066$）显著低于大骨节病病例组。单个基因位点的相关性分析显示，单个单核苷酸多态位点和大骨节病患病风险之间没有关联性。此外还发现,*GPX4* mRNA 在大骨节病患者血液中的水平显著降低($P<0.01$),*GPX4* 多态性和 mRNA 水平下降可能与大骨节病的发病有关。

采用谷胱甘肽过氧化物酶(glutathione peroxidase,GPX)分析试剂盒检测了全血中谷胱甘肽过氧化物酶的活性,用实时定量 PCR 检测全血和关节软骨中谷胱甘肽过氧化物酶 1(GPX1)、核因子 κB(NF-κB)、P65 和 P53 蛋白的 mRNA 表达,结果在大骨节病患者和对照组中谷胱甘肽过氧化物酶 1 Pro198Leu 显著不同($P=0.013$,$P=0.037$),与带有 Pro/Leu 或 Leu/Leu 相比,带有谷胱甘肽过氧化物酶 1 Pro198Leu 者大骨节病的患病风险更大(OR=1.781;95%CI:1.127~2.814)。此外,大骨节病患者全血中谷胱甘肽过氧化物酶活力下降($P<0.01$),并且带有 Pro/Leu 和 Leu/Leu 与带有 Pro/Pro 相比,谷胱甘肽过氧化物酶活力降低显著($P<0.01$)。大骨节病患者全血和关节软骨组织中谷胱甘肽过氧化物酶 1 和核因子 κB、P65 蛋白 mRNA 水平降低($P<0.01$),而 P53 蛋白水平升高($P<0.001$)。由此推测,谷胱甘肽过氧化物酶 1 Pro198Leu 是大骨节病发生的一个遗传风险因子,谷胱甘肽过氧化物酶 1 Leu 等位基因在我国汉族中与大骨节病发生的风险升高和谷胱甘肽过氧化物酶活力下降相关。

大骨节病患者的凋亡相关分子表达显著不同于正常对照组。采集陕西省大骨节病区患者 186 份、正常对照组 202 份血样,提取 DNA,通过 PCR-RFLP 法检测 $TNF-\alpha-308G/A$、$TNF-\alpha-238G/A$ 和 $Fas-670A/G$ 单核苷酸多态位点结果显示,大骨节病患者 $TNF-\alpha-308A$ 等位基因频率显著高于健康对照组,提示 $TNF-\alpha-308G/A$ 单核苷酸多态位点与大骨节病的易感性有关。

3.4.3　线粒体 DNA 与大骨节病的关联分析

线粒体存在于真核生物细胞质中,充当"能量工厂"的角色。线粒体 DNA 是线粒体中的闭合环状 DNA,具有原核生物 DNA 的特点,对于细胞核 DNA 而言具有相当程度的独立性。有研究报道,检测大骨节病患者和正常对照组成年关节软骨的线粒体 705 个相关基因表达,发现其中 9 个基因在大骨节病患者上调,与正常对照组存在显著差异。其中涉及 3 个主要代谢途径——氧化磷酸化、凋亡和丙酮酸代谢途径。研究表明,大骨节病发生过程中线粒体功能障碍。

3.5　大骨节病的外周血与软骨表达谱变化

3.5.1　大骨节病的外周血单基因分析

将大骨节病患者和正常对照组人群外周血提取单核细胞 RNA,采用全基因组微阵列芯片(microarray chip)检测基因表达,将所得数据进一步用实时定量 PCR 法进行验证。结果所测 501 个基因中 97 个差异表达。与正常对照组相比,大骨节病患者组的 83 个基因上调,14 个基因下调,这些差异表达基因与免疫、代谢、凋亡、细胞骨架、细胞运动和细胞外基质等功能相关,并得到实时定量 PCR 分析的验证,说明在大骨节病的病理发生过程中,免疫抑制、代谢与凋亡功能异常起着重要作用。

分析基因功能发现 3 个免疫相关的基因在大骨节病外周血中显著上调,包括 *IGLL1*、*IGHA1* 及 *FREB*。IGLL1 在 B 细胞发育过程中发挥重要作用。IGLL1 在 ProB 细胞和 PreB 细胞表面表达,参与调控 ProB 细胞向 PreB 细胞的增殖和分化。IGHA1 可以有效防止机体免疫系统中外源性抗原过量。FREB 能够调控抗体介导的 IgG 包被抗原的降解。FREB 选择性地在 B 细胞中表达,可能在 B 细胞发育过程中发挥作用。此外,受体相关的基因在大骨节病患者外周血中也呈现显著上调,包括 *CCR4* 和 *BMPR1A*。趋化因子在人类免疫系统的成熟和维持正常功能中发挥重要作用。CCR4 是趋化因子的受体,属于 G 蛋白偶联受体。CCR4 在自然杀伤细胞中表达,参与调控趋化因子的活化。免疫相关的基因 CCR4 和 IGLL1 在大骨节病外周血中显著上调提示免疫功能异常可能参与大骨节病的发生和发展过程。大骨节病患者关节软骨部分组分含有抗原决定簇,在免疫反应中,软骨细胞可以发挥辅助细胞的功能,通过提供组织特异性抗原激活和维持免疫反应。大骨节病儿童患者体内存在较低水平的补体和降解的抗体。上述证据提示,大骨节病患者可能存在免疫功能异常,并且免疫功能异常的出现早于骨关节发生影像学改变。该结果为采用差异表达基因作为大骨节病分子标志物,实现大骨节病早期分子诊断提供了新的依据。

此外,活性氧自由基(reactive oxygen species,ROS)相关基因 *DUOX1* 在大骨节病外周血中的表达也显著高于正常对照。DUOX1 是 NADPH 氧化酶的同工酶,参与调控机体活性氧自由基的生成。*DUOX1* 基因表达上调可能导致机体活性氧自由基水平升高,进而损伤线粒体诱发软骨细胞凋亡。

3.5.2　大骨节病软骨损伤的单基因筛选

为筛选与大骨节病发病机制密切相关的基因,采集大骨节病患者膝关节软骨、意外死亡捐赠者或者因外伤截肢的正常膝关节软骨,将软骨细胞常规培养后按性别年龄配对,提取软骨细胞总 RNA,进行基因芯片分析。筛选出 79 个差异基因,其中 55 个上调基因,24 个下调基因。其中,在大骨节病中,下调基因按功能分类包括代谢、细胞外基质、分泌抑制剂、转录调节因子、G 蛋白相关、DNA 修饰、细胞/生长因子、蛋白酶、癌基因相关、信号转导等基因。在大骨节病中,上调基因按功能分类包括 DNA 修饰、信号转导、转录相关、细胞/生长因子、癌基因相关、细胞外基质、发育相关、凋亡、细胞循环、膜蛋白/受体、细胞骨架和细胞运动及代谢等基因。其中与大骨节病可能相关的基因按其功能分类如下。

(1)软骨细胞代谢:*PAPSS2*(3′- phosphoadenosine 5′- phosphosulfate synthase 2),*GSTT2*(glutathione S - transferase theta 2),*FABP4*(fatty acid binding protein 4,adipocyte),*CTSC*(cathepsin C),*HIPK2*(homeodomain interacting protein kinase 2),*HtrA3*(HtrA serine peptidase 3)。

(2)细胞外基质:*FBLN1*(fibulins,and particularly the splice variants of fibulin - 1),*TNXB*(CASP8 associated protein 2),*HAPLN1*(hyaluronan and proteoglycan link protein 1)。

(3)软骨细胞分化和代谢:*APAF1*(apoptotic protease activating factor),*BAK1*(BCL 2 - antagonist/killer 1),*BCL2*(B - cell CLL/lymphoma),*Caspase6*(homosapiens caspase 6,apoptosis - related cysteine),*CASP8AP*(CASP8 associated protein 2),*PERP*(p53 apoptosis effector)。

3.5.3　大骨节病软骨细胞的基因通路分析

近年来,分析多个基因通路已经成为寻找复杂疾病发病机制的一种流行方法。大骨节病是一种复杂性环境相关疾病,需要从多基因的通路及网络水平研究其发病机制。采用 Ingeinuty Pathway Analysis(IPA,https://www. analysis. ingenuity. com)在线分析软件分析以上单基因分析中提及的大骨节病患者与正常人膝关节软骨细胞基因芯片数据,得出两个基因通路与软骨细胞功能相关,即凋亡信号通路与胰岛素样生长因子-1 信号通路。每条通路中包含的重要基因见图 3-1 和图 3-2。

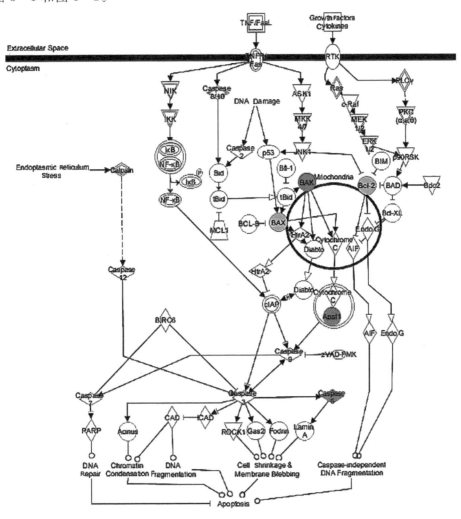

图 3-1　大骨节病软骨细胞凋亡信号通路[*]

红色标志的 *BAK*、*APAF1* 及 *Caspase6* 为在大骨节病中较正常软骨细胞中上调的基因。Extracellular Space：细胞外间隙；Cytoplasm：细胞质；Endoplasmic Reticulum Stress：内质网应激；Growth Factors Cytokines：生长因子细胞因子；DNA Damage：DNA 损伤；DNA Repair：DNA 修复；Chromatin Condensation：染色质凝聚；DNA Fragmentation：DNA 断裂；Cell Shrinkage&Membrane Blebbing：细胞皱缩及膜起泡；Caspase - independent DNA Fragmentation：半胱天冬酶独立的 DNA 片段；Apoptosis：凋亡

[*] 图 3-1～图 3-4 由 Ingenuity Pathway Analysis 软件分析合成。

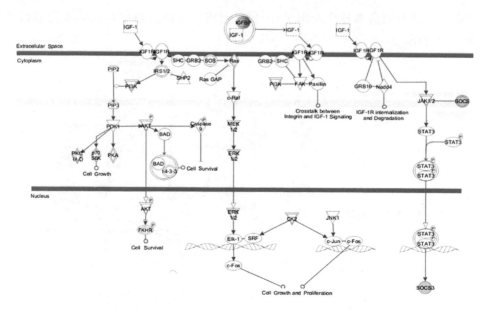

图 3-2　大骨节病软骨细胞胰岛素样生长因子-1 信号通路

红色标志的 *IGFBP2* 为在大骨节病中较正常软骨细胞中上调的基因。

Extracellular Space：细胞外间隙；Cytoplasm：细胞质；Nucleus：细胞核；Cell Survival：细胞存活；Cell Growth：细胞生长；Crosstalk between Integrin and IGF-1 Signaling：整合素与胰岛素样生长因子-1 信号之间的相互作用；IGF-1R Internalization and Degradation：胰岛素样生长因子-1 受体的内部化和退化；Cell Growth and Proliferation：细胞生长分化

（1）大骨节病软骨细胞凋亡信号通路：细胞凋亡（apoptosis）又称为程序性死亡，是机体生长、分化、发育和病理过程中由基因编码调控的细胞主动消亡的过程。细胞凋亡的定量研究表明，大骨节病样本和正常样本之间的关节软骨细胞凋亡率存在着显著差异。大骨节病患者体内有软骨细胞的过度凋亡现象。软骨细胞凋亡和关节软骨损失是大骨节病发生、发展的核心事件。

大骨节病儿童关节软骨出现细胞过度凋亡以软骨中层为主，而深层中软骨细胞过度凋亡极少，提示细胞凋亡信号已在大骨节病儿童关节软骨中层发生。软骨细胞凋亡的异常不仅影响骨和软骨的正常发育，而且与软骨发育障碍、骨关节病的发生发展有关。在正常生理状况下，关节软骨细胞凋亡发生在肥大层，凋亡的软骨细胞占 5%～10%，关节软骨可发生 10% 左右的程序性细胞凋亡。但大骨节病在发生深层软骨细胞坏死同时又出现中层软骨细胞凋亡。

　　BAK1、*APAF1* 及 *Caspase6* 是大骨节病软骨细胞凋亡信号通路中的重要基因。BAK1 属于 BCL2 蛋白家族,是一种调节线粒体膜渗透性的重要蛋白。细胞内的 BAK1 水平和活性受凋亡通路内许多 BCL2 相关蛋白的控制。BAK1 能够寡聚体化并凝集在线粒体外膜上造成线粒体膜通透性增加。过度表达的 BAK1 可以降低 DNA 损伤诱发凋亡的阈值。BAK1 活性增加可以导致线粒体去极化并与膜上的电压依赖阴离子通道相互作用,在线粒体外膜形成足够让凋亡蛋白传输的孔道,释放细胞色素 c 和凋亡诱导因子,使线粒体膜电位破坏,造成线粒体膜电位下降,导致细胞色素 c 释放到胞质。后者可以与 APAF1 和 ATP 结合后,激活 Caspase9。细胞色素 c 启动 APAF1 和 Caspase9 前体集合到凋亡体内,凋亡体接下来再激活 Caspase9。后者被激活后,它接下来激活下游的细胞凋亡蛋白酶,其中包括 Caspase3。激活的 Caspase3 可以导致 DNA 破碎和凋亡。体外研究发现,Caspase3 被 Caspase6 激活后作为细胞死亡程序下游的效应器而发挥功能。流式细胞仪检测到大骨节病患者软骨细胞凋亡百分比较正常细胞的高。大骨节病患者软骨细胞中 Caspase9 和 Caspase3 活性分别是正常软骨细胞中的 2.9 倍和 3.1 倍。BAK1、APAF1 及 Caspase6 参与的凋亡信号途径可能在大骨节病的发病机制中发挥重要作用。

　　(2)大骨节病软骨细胞胰岛素样生长因子-1(IGF-1)信号通路:蛋白聚糖是关节软骨细胞外基质的重要组成部分。蛋白聚糖是由糖胺聚糖连接在核心蛋白上所组成的糖复合物。研究证实,硫酸软骨素和硫酸角质素等糖胺聚糖的侧链上存在着大量带负电荷的 SO_4^{2-} 和 COO^-。它们造成软骨基质与周围组织渗透压的不平衡,促使周围区域的水分子向软骨基质聚集,从而保持了软骨基质的水合状态。水合状态使钙、磷酸根离子处于稳定的胶体结构之中,不致析出沉淀。软骨蛋白聚糖还可影响胶原纤维的形成,并使软骨骨化;软骨蛋白聚糖所含的硫酸软骨素,能与软骨基质中的钙结合,与骨盐结晶形成有对关节面有很强的润滑作用。蛋白聚糖分子在溶液中充分伸展时具有较大的空间,能进行可逆的变形,在维持软骨组织的黏弹性及对抗局部压力方面起着重要作用。关节退变最主要的特征就是在炎性因子和一系列基质金属蛋白酶及蛋白聚糖酶的作用下,造成胶原(主要是 Ⅱ 型胶原)的破坏和蛋白多糖的分解以及透明质酸的降解。大骨节病患者呈现关节软骨基质蛋白聚糖低硫酸化特征,其中患儿尿中糖胺聚糖硫酸化程度降低,并且硫酸基含量低于对照组儿童。

　　IGFBP2 是 IGF-1 通路中的重要基因。IGFBP2 可与软骨内的多种黏多糖结合,还可以与有重要功能的蛋白聚糖结合。体外实验显示,IGFBP2 能够抑制 IGF-1 介导的软骨盘中软骨细胞的分化和胶原合成;IGFBP2 可能与大骨节病患者软骨胶原合成降低有关。

3.5.4　大骨节病与原发性骨关节炎软骨细胞基因表达谱的比较

　　(1)大骨节病与原发性骨关节炎软骨细胞单基因差异:大骨节病作为一种特殊的骨关节炎,与后者有相似的临床症状和关节软骨的病理改变,包括软骨变性、基质降解、软骨细胞坏死和凋亡。那么,大骨节病与原发性骨关节炎在发病机制上有什么不同呢? 为了对两种疾病进行鉴别诊断,以及寻找与大骨节病发病机制密切相关的特异基因,将大骨节病患者、原发性骨关节炎患者膝关节软骨,细胞培养,按性别年龄配对,提取软骨细胞总 RNA,进行基因芯片分析。筛选出 233 个差异基因,其中 195 个上调基因,38 个下调基因。在大骨节病中的下调基因按功能分类包括代谢、信号转导相关、肿瘤相关、凋亡、转录调控因子、DNA 修饰、离子通道转运蛋白、细胞因子/生长因子及其他基因;在大骨节病中的上调基因按功能分类,包括代谢、离子通道转运蛋白、信号转导相关、受体、主要组织相容复合体、细胞信号/生长因子、发育相关、连接蛋白、细胞骨架与细胞运动、免疫相关、凋亡、激素、蛋白合成和修饰、细胞循环、转录相关、热休克蛋白相关、G 蛋白相关、层粘连蛋白相关及其他基因[5]。其中与大骨节病可能相关的基因按功能分类,包括以下几类。①癌基因相关:*PIM2*(pim-2 oncogene);②DNA 修饰:*ARL4C*(ADP-ribosylation factor-like 7);③离子通道运输蛋白:*AQP-1*(aquaporin 1),*SLC14A1*(solute carrier family 14);④细胞因子/生长因子:*PTN*(pleiotrophin);⑤*TGFβ1*(transforming growth factor β1);⑥*LEF1*(lymphoid enhancer-binding factor 1);⑦信号转导:*CAV2*(caveolin 2),*RASD1*(ras,dexamethasone-induced 1),*STK11*(serine/threonine kinase 11),*STAP2*(signal transducing adaptor protein 2);⑧激素:*DSTN*(destrin);⑨细胞循环:*TMSL3*(thymosin beta 4);⑩细胞骨架和细胞运动:*VIM*(vimentin);⑪代谢:*GPX7*(glutathione peroxidase 7),*APCDD1*(adenomatosis polyposis coli down-regulated 1);⑫其他:*CSGALNACT*(chondroitin β 1,4 N-acetyl-galactosaminyltransferase)。

（2）大骨节病与原发性骨关节炎软骨细胞通路及网络的比较：采用 Ingei-nuty Pathway Analysis（IPA，https：//www. analysis. ingenuity. com）在线分析软件分析以上提及的大骨节病患者及原发性骨关节炎患者膝关节软骨细胞基因芯片数据，得出一个通路及一个网络与软骨细胞功能相关，即肌动蛋白细胞骨架信号通路。重要基因见图 3－3 和图 3－4。

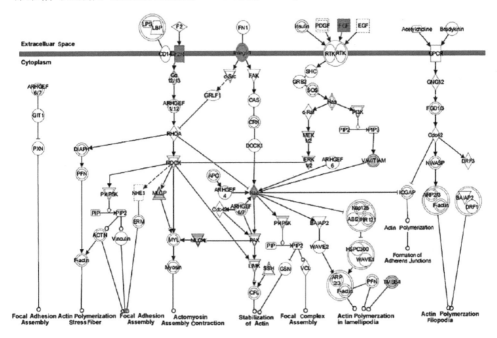

图 3－3　大骨节病及原发性骨关节炎软骨细胞肌动蛋白细胞骨架信号通路
红色标志的 RAC2、FGF5、F2R 及 ITGA4 为在大骨节病中较骨关节炎软骨细胞中上调的基因。
Extracellular Space：细胞外间隙；Cytoplasm：细胞质；Focal Adhesion Assembly：中心黏附集合；Actin Polymerization：肌动蛋白聚合；Actin Polymerization Stress Fiber：肌动蛋白聚合应力纤维；Formation of Adheres Junctions：黏附连接形成；Actomyosin Assembly Contraction：肌纤凝蛋白收缩集合；Stabilization of Actin：肌动蛋白的稳定；Focal Complex Assembly：中心复合体形成；Actin Polymerization in Lamellipodia：板状伪足内的肌动蛋白聚合；Actin Polymerization Filopoda：线状伪足肌动蛋白聚合

1）大骨节病及原发性骨关节炎软骨细胞肌动蛋白细胞骨架信号通路：coagulation factor Ⅱ receptor（F2R）、integrin alpha 4（ITGA4）、ras－related C3 botulinum toxin substrate 2（RAC2）及 fibroblast growth factor 5（FGF5）是其

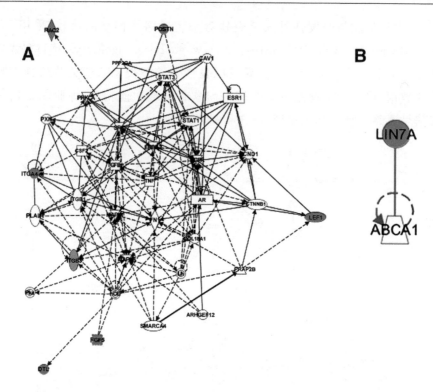

图 3-4　A、B 为 2 个大骨节病与原发性骨关节炎软骨细胞差异基因网络
红色标志的 *RAC2*、*POSTN*、*LEF1*、*FGF5*、*ITGA4* 及 *DTL* 为在大骨节病中
较原发性骨关节炎软骨细胞中上调的基因。

中的重要基因。RAC2 通过 Fas/FasL 通路来激发诱导细胞死亡,其在大骨节病的细胞死亡过程中可能发挥重要作用。其余基因与软骨及大骨节病的关系尚不明确。

　　2)大骨节病及原发性骨关节炎软骨细胞基因网络:denticleless homolog (*DTL*)、*FGF5*、*ITGA4*、*RAC2*、integrin beta 3(*ITGB3*)、lymphoid enhancer-binding factor 1(*LEF1*)及 periostin(*POSTN*)是其中的重要基因。*POSTN* 是一种细胞外蛋白,它在细胞黏附、运动、分化和基因调控方面发挥重要作用。*POSTN* 由成骨细胞产生并且在骨管中高表达,主要参与多种骨发育过程,如骨体节发生、钙化及肿瘤形成等。随着年龄的增长,*POSTN* 阳性细胞的比例增加。*POSTN* mRNA 在骨折愈合时期表达增高。*POSTN* 在肥大的软骨细胞中表达显著且在新形成的软骨周围数量较多。*POSTN* 可能在软骨形成中起到调控作用。*POSTN* 可在正发育的骨周围的软骨膜中清楚地检测到,提示它可能影响候选的软骨细胞形成。在不同器官的血管重构过程中,*POSTN* 表达会受到细胞应激反应,如缺氧的调节。研究发现,*POSTN* 在大骨节病中表达高于骨关节炎,提示 *POSTN* 基因可能在大骨节病发病机制中发挥作用。进一步的实验可能会验证这一假说。

　　LEF1 是一种 DNA 结合转录因子,在软骨退化过程中发挥重要作用。LEF1 转录因子与 Wnt/β 连环蛋白信号通路协同启动软骨细胞成熟和骨化。有实验证实,退化的软骨组织中 β 连环蛋白表达增高。LEF1 的调控机制包含 NF-κB 和白细胞介素-1 信号通路的协同激活及基质金属蛋白酶的转录调控。LEF1 是 Runx2 的靶分子。Runx2 在软骨的分化和增殖过程中起到重要调控作用。LEF1 在骨关节炎过程中可能是 COX-2 的一个调控因子。COX-2 催化前列腺素 E_2 的形成,后者是骨关节炎中重要的炎性介质。LEF1 在 MMP13 调节软骨细胞的过程中起到重要作用,后者与关节软骨基质退行性减少有关。骨关节炎患者软骨组织中 *LEF1* 表达高于正常软骨。采用基因芯片分析获得的大骨节病患者软骨细胞中 *LEF1* 表达高于骨关节炎,提示大骨节病中的软骨细胞损害程度比原发性骨关节炎更严重。

3.6　代谢组学变化

　　代谢组学是随着系统生物学的兴起而发展起来的研究生命体系的一门学科,关注生命体系在生理条件下及受内外刺激后代谢组的变化。代谢物组(metabolome)是指一个细胞,组织或器官中所有小分子代谢组分的集合,主要是相对分子质量小于 1000 的内源性小分子,是基因的下游产物也是最终产物。任何外源物质、病理生理变化或遗传变异的作用都会反映到各种生物学途径上,对内源性代谢物质的稳态产生干扰,从而使内源性代谢物的浓度或含量发生变化。因此,代谢组学是研究生命体所有代谢物及其中间体种类、数量及其变化规律的科学,是细胞、器官或个体的代谢物质与内在或外在因素相互作用的表现。

　　代谢物在机体生命活动过程中非常重要,可作为能量的载体和储存体、信号分子、神经递质、转录和翻译的调控因子、蛋白质功能的调控因子等。由不同代谢物构成的代谢网络处在信号转导网络、基因调控网络和蛋白质相互作用网络的下游,可反映基因组、转录组和蛋白质组的变化,与表型有较高的相关性。同时,代谢物与上游基因、蛋白进行相互作用以反馈调节上游的生命活动网络,完成机体的生命活动。

3.6.1　代谢产物分析的主要研究方法

根据研究对象和研究目的的不同,代谢产物分析分为4个层次。

(1)代谢物靶标分析(metabolite target analysis):对生物样品中一个或几个特定组分的定性或定量分析。在这一层次中,需要采用一定的预处理技术,除掉干扰物。

(2)代谢轮廓分析(metabolic profiling analysis):对少数预设的代谢产物的定量或半定量分析,如某一结构、性质相关的化合物,某一代谢途径的所有中间产物或多条代谢途径的标志性组分。进行代谢轮廓分析时,可以充分利用化合物的特有理化性质,在样品的预处理和检测过程中,采用特定的技术来完成。

(3)代谢指纹分析(metabolic finger printing analysis):不具体鉴定单一组分,而是通过比较代谢指纹图谱的差异对样品进行整体性分析,快速实现样品的鉴别和分类(如表型的快速鉴定)。

(4)代谢组学(metabonomics):在限定条件下特定生物样品中所有内源性代谢组分的定性和定量分析。样品的预处理和检测技术必须满足对所有的代谢组分具有高灵敏度、高选择性、高通量的要求,并且基体干扰要小。只有这个层次才是严格意义上的代谢组学研究,但目前难以实现。

3.6.2　大骨节病的代谢组学变化

大骨节病患者体内多种代谢指标与健康者存在显著差异,其中以组织细胞功能代谢紊乱、代谢调节系统紊乱、低硒代谢紊乱、内源性硫代谢障碍、软骨胶原和蛋白多糖代谢障碍、细胞膜损伤及脂质过氧化等为特点。近年来,随着人类基因组学、后基因组学和环境基因组学的研究进展,疾病研究已经深入基因和蛋白水平。代谢组作为基因和蛋白的下游产物,不仅能够体现机体受内外刺激的代谢变化,而且能够反映在代偿机制作用下基因和蛋白差异表达所引起的功能变化净结果为零时机体的终变化。因此,代谢组学作为基因组学和蛋白组学的延伸,对系统地阐释生命现象具有重要意义。随着大骨节病基因组学和蛋白质组学研究的完成,深入拓展代谢组水平研究大骨节病将具有重要的科研意义。

(1)硒和硫代谢变化:大骨节病患者体内存在以低硒为中心的一系列代谢变化,如全血的谷胱甘肽过氧化物酶活性降低,血清谷丙转氨酶、乳酸脱氢酶、脂质过氧化物和游离脂肪含量等活性增高。脂质过氧化终产物主要有丙二醛、4-羟基壬烯酸和8-异前列腺素 $F_{2\alpha}$。丙二醛为自由基作用于脂质发生过氧化反应的氧化终产物,会引起蛋白质、核酸等生命大分子的交联聚合且具有细胞毒性。8-异前列腺素 $F_{2\alpha}$ 是不饱和脂肪酸经自由基催化后脂质过氧化(非酶促反应)的终末产物,是一个相对分子质量为 354.5 的小分子脂类物质,是前列腺素 $F_{2\alpha}$ 的异构体。

大骨节病病区人群机体存在内源性硫代谢障碍。研究显示,大骨节病患儿软骨氨基多糖硫酸化不足,血清硫酸化因子活性仅为正常对照组的 72.6%,这提示大骨节病病区可能存在某种未知途径影响了病区人群的硫酸化因子活性,进而引起软骨硫酸化程度降低等改变。3-磷酸腺苷-5′-磷酸硫酸(PAPS)是硫酸化反应中通用的硫酸基供体,催化生成 3-磷酸腺苷-5′-磷酸硫酸的酶为3-磷酸腺苷-5′-磷酸硫酸合成酶(PAPSS),广泛参与细胞外基质蛋白聚糖硫代谢,3-磷酸腺苷-5′-磷酸硫酸合成酶的过度表达可以导致 3-磷酸腺苷-5′-磷酸硫酸的高活跃性,由此引发蛋白聚糖的硫化异常。蛋白聚糖的硫酸盐化作用对于软骨细胞的生长和功能转录后修饰是非常重要的,而硫的代谢异常与骨骼软骨的畸形变化和损害密切相关。如前所述,代谢组学分析分为代谢物靶标分析、代谢轮廓分析、代谢指纹分析和代谢组学 4 个层次。此方面的研究是代谢轮廓分析的体现,是对硫代谢途径的所有中间产物或与此相关的多条代谢途径的标志性组分进行定量分析。

(2)真菌毒素代谢:粮食真菌毒素中毒学说是大骨节病病因三大假说之一,在大骨节病病区粮食中先后检出的较非病区浓度高的真菌毒素有丁烯酸内酯(butenolide,BUT)、交链孢霉甲基醚(alternariol methyl ether,AME)、脱氧雪腐镰刀菌烯醇(deoxynivalenol,DON)、雪腐镰刀菌烯醇(nivalenol,NIV)和T-2毒素等。体外软骨细胞培养证明,丁烯酸内酯、脱氧雪腐镰刀菌烯醇、雪腐镰刀菌烯醇和 T-2 毒素可引起软骨细胞去分化和凋亡,对抑制 DNA 的合成和细胞的分裂增殖具有明显的作用,损伤包括细胞膜、核膜及所有细胞器的软骨细胞膜系统,引起软骨生物化学代谢障碍。

T-2 毒素的代谢产物主要有 HT-2 毒素、T-2 三醇、T-2 四醇和新茄镰孢菌醇。M. Königs 等人用液相色谱-电喷离子串联质谱测定 T-2 毒素染毒人成纤维细胞和肾小管上皮细胞代谢产物表明,成纤维细胞培养液中 T-2 毒素几乎全部转化为 HT-2 毒素,没有 T-2 三醇和 T-2 四醇产生;肾小管上皮细胞经 48 小时培养后,只有大约 40% 的 T-2 毒素转化为 HT-2 毒素,30% 的T-2 毒素仍以原形式存在于培养液中,另外检测到少量的新茄镰孢菌醇。R. P. Hopton 等人用核磁共振测定不同脱氧雪腐镰刀菌烯醇暴露浓度的人群,尿液中脱氧雪腐镰刀菌烯醇的代谢物,用液相色谱-质谱联用测定尿液脱氧雪腐镰刀菌烯醇水平,结果显示马尿酸可作为人体脱氧雪腐镰刀菌烯醇暴露的代谢衍生物标志。以上研究中的色谱、质谱和核磁共振技术是代谢组学的核心检测技术,它们以高分离度、高灵敏度、高通量等特点被广泛应用于代谢研究。

(3)蛋白质及氨基酸代谢:20 世纪 90 年代以来,国际上对于骨关节病软骨细胞外基质蛋白的代谢及其相关调控因子如透明质酸、蛋白聚糖、基质金属蛋白酶、蛋白聚糖酶、组织金属蛋白酶抑制剂等研究取得许多新进展。然而,大骨节病发病过程中这些生物大分子如何表达及其与环境致病因素的影响关系仍然知之甚少。采用表面增强激光解析电离飞行时间质谱(surface enhanced laser ionization time of flight mass spectrometry,SELDI-TOF-MS)技术研究发现,大骨节病有 6 个蛋白质峰表达不同于原发性骨关节炎,其中 m/z 5336 显著高表达。查询 Swiss-Prot 蛋白数据库,发现有 3 个蛋白与 m/z 5336 相匹配。大骨节病蛋白质组学研究显示,7 个差异蛋白中有 3 个蛋白的功能涉及糖代谢、氧化应激和细胞骨架。运用凝集素芯片技术发现,大骨节病患者血清糖蛋白的组成与正常人的存在差异,患者血清糖蛋白上的 N-乙酰氨基葡萄糖(GlcNAc)结构减少。

(4)自由基代谢:氧自由基反应和脂质过氧化反应在机体的新陈代谢过程中起着重要的作用,正常情况下两者处于协调与动态平衡状态,维持着体内许多生理生化反应和免疫反应的平衡。大骨节病的典型病变是深层软骨细胞的坏死和过度凋亡。大骨节病软骨细胞过度凋亡调控因子诱生型一氧化氮合酶表达异常,并且与血清一氧化氮、一氧化氮合酶、诱生型一氧化氮合酶水平增高相一致。一氧化氮合酶以 L-精氨酸为底物,利用氧生成一氧化氮和 L-瓜氨酸。瓜氨酸是类风湿关节炎患者血清中可被其自身特异性抗体识别的抗原决定簇的主要成分。因此,检测血清中 L-瓜氨酸及一氧化氮代谢通路中其他代谢产物的含量,对于解释一氧化氮在大骨节病发病机制中的作用以及大骨节病与其他骨关节病的鉴别诊断具有指导意义。

(5)涉及大骨节病代谢障碍的关节软骨异常表达基因:转录组学研究显示,大骨节病关节软骨细胞中出现多个与代谢有关的基因异常表达。采用基因芯片技术检测比较大骨节病患者和健康对照软骨细胞的基因表达发现,大骨节病患者中多个代谢功能相关基因表达不同于正常人,其中下调的基因有 $CBR3$、$CTSK$、$FABP4$、$HIPK2$、$HTRA3$ 等;上调的基因有 ERH、$GALNTL1$、$GSTT2$、$IDH2$、$PAPSS2$、$PDE8B$、$PDK3$、$PDE4B$ 等。进而采用基因芯片检测并比较大骨节病和骨性关节炎患者软骨细胞的基因表达发现,上调和下调 2 倍以上的基因 233 个,功能主要涉及代谢、细胞凋亡和增殖、信号转导等。涉及代谢的基因中上调的有 $ACAA2$、$APCDD1$、$ATP5E$、$DOK5$、$GPX7$、$MTAP$、$PSAT1$、$RNF150$,$ATP5E$、$ACAA2$、$GPX7$、$PSAT1$ 分别为编码 ATP 合成酶、乙酰辅酶 A 酰基转移酶、谷胱甘肽过氧化物酶和磷酸丝氨酸转移酶的基因;下调的有 $DUSP4$、$FMO1$、$CBR3$、$CTSK$、$GALNTL1$、$IDH2$、PDE、$PDK3$,分别为编码碳酰还原酶、组织蛋白酶、乙酰半乳糖氨基转移酶、异柠檬酸脱氢酶、磷酸二酯酶、丙酮酸脱氢酶的基因。这些基因编码的酶均是糖代谢和氨基酸代谢过程中重要的酶类。

(6)大骨节病血清代谢组的改变:利用核磁共振技术检测大骨节病的血清代谢表型,模式识别分析等方法进行数据分析寻找差异标志物,结果显示大骨节病中血清代谢表型存在异常,主要表现为糖代谢物质、氨基酸、脂类及 N-乙酰葡萄糖胺水平异常。具体的变化为葡萄糖含量升高,乳酸和柠檬酸含量降低,支链氨基酸(亮氨酸、异亮氨酸、缬氨酸)、谷氨酸、苏氨酸和丙氨酸含量升高,谷氨酸含量降低,脂蛋白、胆碱、脂肪酸含量降低,N-乙酰葡萄糖胺含量降低。

体外培养的大骨节病软骨细胞贴壁生长缓慢,生长速度和增殖能力都低于正常软骨细胞,也反映了大骨节病软骨细胞中细胞代谢能力下降。在细胞形态上,与正常软骨细胞相比,大骨节病软骨细胞胞核扭曲畸形,核质比例增高,出现空泡,线粒体数目减少,并且线粒体出现肿胀、嵴减少。线粒体是细胞内物质代谢、葡萄糖有氧氧化和无氧酵解,以及能量转化的主要场所。因此,线粒体的异常间接反映了大骨节病软骨细胞物质代谢和能量供应的紊乱。同时,大骨节病细胞质中显现大量糖原的堆积,直接说明葡萄糖的代谢出现了严重紊乱。

3.6.3　代谢组学在骨关节病研究中的应用

自 20 世纪 90 年代末,代谢组学研究理论和技术不断发展,被广泛用于疾病的辅助诊断、病理过程探寻、预后检测等,在骨关节病研究中亦有大量应用。Guangju Zhai 以 123 名膝关节炎患者和 299 名正常人为对象,并随机选取其中 76 名患者和 100 名对照进行重复试验,利用电喷离子串联质谱和 Absolute IDQ 试剂盒对研究对象的血清样本进行定向代谢轮廓分析,检测出 163 种代谢物浓度,并以代谢物浓度比作为酶促反应速率的替代指标,以寻找与膝关节炎相关的标志物,发现其中 14 个比值有显著性意义,并且 2 个比值(缬氨酸/组氨酸、亮氨酸/组氨酸)在重复试验中得到验证。由此认为,血清中支链氨基酸/组氨酸比值可作为骨关节炎的生物学标志。H. Van Wietmarschen 等人采用气相色谱–质谱联用的方法做了类风湿关节炎(rheumatoid arthritis,RA)患者的血浆代谢组学研究,经与正常人的测试结果对照比较,发现类风湿关节炎差异表达多种代谢物。采用高效液相色谱分析骨关节炎患者血清和关节滑液,显示活性维甲酸代谢物($9-cis-$retinoic acid,ATRA,$13-cis-$retinoic acid)水平增高。

3.7　大骨节病的蛋白质组学变化

蛋白质组是指由一个细胞或一个组织的基因组所表达的全部蛋白质的总和,具有动态性、多样性、时空性和特异性,包括蛋白质表达水平,翻译后修饰,蛋白与蛋白相互作用等。

蛋白质组学(proteomics)是以蛋白质组为研究对象,系统研究疾病发生发展过程中蛋白质种类和数量变化效应的高通量平台。对蛋白质组的分析能够对生理病理、疾病机制、细胞模式、功能联系等过程提供重要信息。蛋白质组学可分为比较蛋白质组学和表达蛋白质组学。比较蛋白质组学又被称为差异蛋白质组学,目的在于筛选具有标志意义的关键蛋白质分子。表达蛋白质组学的目的在于建立蛋白质表达谱和相关数据库。目前,蛋白质组学在疾病研究中应用的两部分主要是发现新的疾病标志物和鉴定疾病相关蛋白质,不仅有利于揭示疾病本质和规律,而且能够为疾病的预防、诊断和治疗奠定基石。

采用 SELDI/TOF－MS 蛋白质组学芯片技术发现,大骨节病患者 15886、5336、6112 m/z(质子数/电荷数的比值)等 16 个血清蛋白质谱峰不同于病区内、外对照与骨关节病;由这 3 个血清蛋白质谱峰组成的大骨节病分类树模型,区分大骨节病与非大骨节病的特异度为 88.89%,灵敏度为 86.36%。应用大骨节病软骨细胞损伤表型特征确定体外培养的大骨节病软骨细胞和正常软骨细胞的细胞表型,进而对提取的蛋白质进行标记分离,双向凝胶电泳、质谱分析发现差异表达的蛋白质点 38 个;将筛选出的差异表达蛋白质点应用基质辅助激光解析电离串联飞行时间质谱进行分析,成功地鉴定出 10 个上调的蛋白质点和 17 个下调的蛋白质点。利用蛋白质印迹技术对获得鉴定的部分差异蛋白质进行验证后,通过生物信息学分析,进行功能分类和亚细胞定位,观察到大骨节病差异表达蛋白质主要涉及代谢异常、细胞结构异常和氧化应激反应,表明大骨节病软骨细胞在差异表达蛋白质的亚细胞定位和分子功能方面存在代谢和合成机制异常。

3.8　大骨节病的整合组学研究

整合组学(integration－omics)研究是在单个组学研究(如基因组、转录组、蛋白组、代谢组)的基础上将不同组学数据跨组学整合分析的一种新的研究策略,见图 3－5。在传统的分子生物学研究中,筛选疾病生物标志的重点可能仅仅局限于一个基因或者一段序列、一个或数个蛋白或者代谢物。进入 21 世纪后,各种高通量检测技术快速发展,使得研究者能够方便快速地获得大量研究数据,从而从全局上把握生物体在某种生理或病理状况下所产生的分子水平的改变。例如,通过芯片杂交法、二代测序技术(next－generation sequencers, NGS)可以使研究者快速获得 DNA、RNA 的所有序列信息,基于质谱的技术可以实现对蛋白质表达水平的检测,应用核磁共振技术可获得生物体的代谢物信息。这样就在每个平面内形成了不同的"组"(图 3－5),我们以不同细胞成分命名这些组,分别将其称为基因组、转录组、蛋白组、代谢组。仅仅在某一"组"内开展研究具有一定的局限性,为了整合不同组学之间的鸿沟,以理解不同"组"内分子间的网络关系,整合组学研究被提出来。整合组学的研究策略通常有两种:一种是基于已知信息建立分子网络;另一种是不基于现有的分子网络信息,仅仅依赖数据来计算。前一种方法需要借助于现有的生物信息学公共数据库;后一种方法有赖于统计学、生物信息学方法,但其计算结果有时并不能真实反映分子间的功能网络关系,需要用生物学实验来验证。

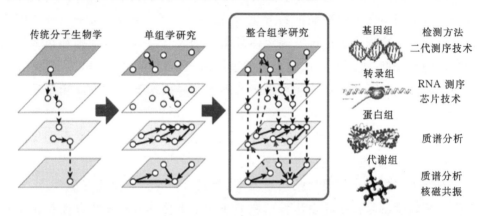

图 3-5　基于基因组、转录组、蛋白组、代谢组的整合组学研究示意图

基于既往所获大骨节病的基因组、转录组、蛋白组、代谢组的研究成果,采用整合组学研究思路与技术,取得的大骨节病整合组学的主要进展如下。

(1)已将大骨节病基因组与表达谱的数据整合进行了表达数量性状位点(expression quantitative trait loci,eQTL)的研究。表达数量性状位点是指基因组上可以调控基因表达水平的位点。在这里,基因表达水平被看作是一种数量性状,它具有较强的遗传性,人类所有基因表达水平的平均遗传力大约在0.25。基因表达水平可以看作是从表型到基因型的中间变量,因而进行表达数量性状位点的研究可以为疾病的分子调控网络研究提供更多线索。这项研究是基于转录组和基因组两"组"数据的整合组学整合分析,其中基因组数据来自一个大骨节病的全基因关联研究,同时应用 Affymetrix 公司生产的 Human SNP Array 6.0 芯片对大骨节病和正常对照全基因组范围内的单核苷酸多态性位点进行了检测。随后参考 eQTL 的 GTEx eQTLs database(http://www. ncbi. nlm. nih. gov/projects/gap/eqtl/index. cgi)和 SCAN eQTLs data-

base（http：//www. scandb. org/newinterface/downloadannots. html）两大公
共数据库,2015 年提取所有 eQTL 位点的数据进行了通路分析(pathway ana-
lysis),得出与大骨节病相关联的 eQTL 基因通路。转录组数据来自一个在大
骨节病和正常对照的关节软骨细胞中开展的表达谱芯片研究,利用基因富集分
析(gene set enrichment analysis,GSEA)筛选了大骨节病表达异常的基因通
路。将转录组和基因组的通路分析结果进行比对,最终得出 4 个既与大骨节病
相关联,又在大骨节病中表达异常的基因通路,分别为 REACTOME_INTRIN-
SIC_PATHWAY_FOR_APOPTOSIS、MAHAJAN_RESPONSE_TO_IL1A_
UP、KEGG_PEROXISOME、MARKS_HDAC_TARGETS_UP。其中,REAC-
TOME_INTRINSIC_PATHWAY_FOR_APOPTOSIS 是一个与凋亡相关的通
路,而大骨节病的软骨细胞也存在着过度凋亡的现象,据此推断 eQTL 位点通
过调控凋亡相关通路中基因的表达水平进而影响了大骨节病的发生和发展。
通过该研究,进一步拓宽了对大骨节病发病机制的认识。

　　(2)开发了一种整合组学数据整合方法及其软件基于拷贝数变异的基因通
路分析(copy number variations pathway-based association studies,CPAS),可
对全基因组 DNA 拷贝数变异位点与 mRNA 表达谱数据进行跨组学整合分析,
经证实其统计功效显著优于基因组、转录组的单组学分析,其具体分析过程见
图 3-6。从图 3-6 可以看出,CPAS 可针对转录组及基因组拷贝数变异位点
数据进行整合分析。该软件先需要借助拷贝数变异的公共数据库 Database of
Genomic Variants(http：//dgv. tcag. ca/dgv/app/home)及基因通路数据 Mo-
lecular Signatures Database of GSEA(http：//www. broadinstitute. org/gsea/
msigdb/index. jsp)可对拷贝数变异位点所在基因及其通路进行定位,再结合
拷贝数变异位点的关联分析结果及其所在基因的表达谱分析结果进行基因
富集分析。采用 CPAS 软件对大骨节病的转录组及基因组数据进行分析的
结果发现,与 MAPK 蛋白激酶相关的 REACTOME_MAPK_TARGETS_NU-
CLEAR_EVENTS_ MEDIATED_BY_MAP_KINASES 基因通路与大骨节病
显著相关。

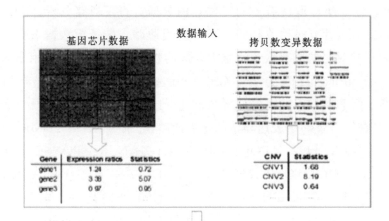

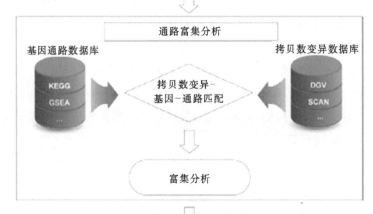

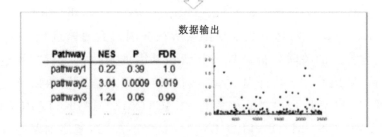

图 3-6　CPAS 软件的分析流程

（3）整合基于大骨节病全基因组关联研究与表达谱数据，首先对拷贝数变异位点进行全基因组关联分析，筛选出与大骨节病相关联的拷贝数变异位点并且定位位点所在的基因，其次经过与大骨节病及正常对照关节软骨细胞的表达谱芯片研究进行比对，最后确定拷贝数变异 452 位点即与大骨节病相关联，其所在的 *ABI3BP* 基因在大骨节病患者中的表达水平高于正常人的，确认氨基多糖绑定相关的 *ABI3BP* 是大骨节病的易感基因。

大骨节病软骨损伤的分子发病机制已涉及 DNA、RNA、蛋白质不同层面的复杂的分子调控网络异常，应用整合组学的技术不但可整合基因组与转录组的研究数据，而且未来可考虑在多"组"间进行更复杂的整合挖掘，为研究大骨节病复杂的网络关系提供新的研究手段。

3.9　大骨节病的模式动物

动物疾病模型和模式动物具有可准确控制实验条件、能稳定表现生理/病理活动、重复性好等优点，故广泛应用于疾病发生发展的研究。大骨节病研究的主要方面是以病区现场、病区人群和患病机体为依据，进行病因流行病学、病理学、生物化学、诊断和防治措施研究。由于受到如采样困难、社会因素复杂和难于进行人工干预等的限制，需要复制动物模型和进行在体、离体实验等方面的补充，因此大骨节病动物模型的建立，以及模式动物的确立对其病因及防治方法的研究十分重要。多年来，各学者曾用多种办法在实验动物体内拟建立大骨节病模型。

1924 年苏联和日本学者针对大骨节病实施了一系列动物实验，但由于当时对大骨节病的病理特征研究不足，影响了对实验结果的判断。自 20 世纪 50 年代以来，我国学者对大骨节病进行了比较全面的研究，包括动物实验，主要进展如下。

（1）在 1979 年和 1983 年的动物实验中，采用活跃病区的水、粮分别喂养幼犬和幼年恒河猴，结果发现犬和恒河猴的四肢有多处关节软骨坏死及其继发的崩溃、软骨细胞团反应和结缔组织入侵、机化等改变。1990 年，用大骨节病病区的水、粮喂养实验猴 6～18 个月后，其深层关节软骨和骺板软骨出现灶状、带状坏死，基本重现了人类大骨节病的病理过程和主要病变特点。

(2)1987 年 G. C. Weight 等人用已知梨孢镰刀菌产生的 T-2 毒素培养兔子和人的关节软骨细胞和其他种类的细胞,证明 T-2 毒素对各类细胞都有毒性,但对软骨细胞无选择性毒害作用。1995 年,杨建柏根据动物实验(用 T-2 毒素加低硒饲料喂养小猪,可见多处深层骨关节软骨出现带状坏死)的结果提出,谷物镰刀菌产生的 T-2 毒素是大骨节病的病因这一假说。

2000 年以来,随着医学分子生物水平,细胞水平研究的迅速发展,大骨节病病理生理研究微观化,使得动物模型在大骨节病病因及环境-基因相互作用机制的研究中处于劣势。然而,转基因动物、基因敲除和干扰等医学前沿技术的应用仍需建立在动物模型的基础之上,因此对大骨节病动物模型建立的总结与展望对大骨节病的后续研究具有重要意义。

3.9.1　大骨节病环境风险因素动物模型

(1)大骨节病自发性动物模型(天然动物模型):大骨节病自发性动物模型是指实验动物未经任何有意识的人为改变,在自然情况下发生大骨节病病理变化,它们为大骨节病研究提供了许多有价值的线索。利用自发性动物模型来研究人类疾病的最大优点就是,疾病的发生、发展与人类相应的疾病极为相似,均是在自然条件下发生的疾病,应用价值很高,但是这类模型的来源困难,不能大量应用。因为诱发模型和自然产生的疾病模型具有差异性,所以自发性大骨节病动物模型的开发具有实际意义。20 世纪 80 年代,美国 L. Sokdoff 教授考察陕西省大骨节病病情之后曾表明,有家畜的骨软骨病(osteochondrosis,OC)。莫东旭教授曾收集 50 例病区家猪骨骼的骨软骨标本,与原有的大骨节病患者软骨进行比较研究,发现家猪骨软骨病受损部位的病理改变及其发生发展规律与人类大骨节病的十分相似。此外,家猪骨软骨病软骨细胞基质中的蛋白聚糖、纤维蛋白及各种胶原和生长因子的研究等都为家猪骨软骨病作为人类大骨节病天然模型提供了科学依据。

(2)大骨节病诱发性或实验性动物模型:大骨节病实验性动物模型是指研究者通过使用化学(硒元素)或生物(T-2 毒素)致病因素,造成一定的实验动物组织、器官损害,出现某些类似人类大骨节病的软骨功能、代谢障碍。大骨节病诱发性疾病动物模型具有能在短时间内复制出大量大骨节病模型,并能严格控制各种条件使复制出的大骨节病模型适合研究目的和需要等特点。为证明低硒条件下 T-2 毒素中毒可能导致大骨节病这一病因假说,陈静宏等人复制了低硒条件下 T-2 毒素中毒的大鼠实验动物模型,研究其相互关系。实验结果表明:①软骨细胞死亡,病灶呈近骨性分布;②软骨的营养不良性变化,软骨组织深层均可见多处软骨基质明显的胶原纤维束;③坏死灶近骨缘钙化,钙化线下肥大细胞数量减少甚至消失;④坏死灶机化,软骨深层可见类似的软骨细胞团形成。基本可以认为复制出了类似大骨节病的病理改变,特别是关节软骨深层发生类似大骨节病的病理改变。

3.9.2　大骨节病关节软骨损伤动物模型

大骨节病关节软骨损伤动物模型是指大骨节病病理变化过程的模型。致病因素在一定条件下作用于动物,使动物组织、器官或全身造成一定病理损伤,出现各种结构、功能和代谢改变。针对大骨节病,常以恒河猴作为模式动物,并采用病区水和粮食复制大骨节病动物模型。

(1)关节软骨损伤的大骨节病动物模型:实验组表现为关节软骨深层、中层范围不等的灶状细胞缺失。不同程度的软骨坏死,轻者关节软骨深层灶状小范围的软骨细胞核红染、细胞轮廓消失,无周围软骨细胞增生等早期坏死表现;重者关节软骨深层可见凝固性软骨组织坏死,周围软骨细胞增生及细胞团形成。

(2)骺板软骨损伤的大骨节病动物模型:骺板软骨的细胞柱排列紊乱、短小、稀少或灶状缺失,细胞体积变小、数目减少。有的骺板肥大层细胞红染呈灶状坏死,有的骺板干骺侧近骨部位可见均匀红染的软骨组织坏死。有的干骺侧近骨部位的坏死灶尚见来自干骺端骨髓腔的初级骨髓增生、入侵等修复现象。在关节软骨深层和骺板软骨肥大层,还可见广泛而严重的软骨坏死性病变,表现为从细胞核固缩红染开始,至软骨组织均匀红染的凝固性坏死,呈灶状、片状或带状近骨性分布。

总之,大骨节病动物模型表现出的人类大骨节病组织学特点包括以下 6种:①四肢骨的关节软骨深层及骺板软骨的肥大层出现灶状、片状、带状软骨坏死;②变性坏死病变多数侵犯关节软骨和骺板软骨;③坏死的软骨轻重不一,范围不等,有的在同一软骨内可见不同程度的病变,软骨坏死与人的大骨节病基本相同;④坏死灶周围可见软骨细胞增生(巢状增生);⑤坏死均呈近骨性分布;⑥可见新老病变共存。

近年来,随着大骨节病病区范围缩小,患病人数减少,大骨节病研究重点也将逐渐从环境可疑因素、人群、个体、器官、组织细胞水平转移到分子生物水平,并借助与动物实验的结合,努力开拓大骨节病新的研究方向,为大骨节病病因和发病机制的研究提供新的研究途径。

3.10　大骨节病的治疗与预防

阻断和干预大骨节病致病环境危险因素的传播途径和诱因,积极开展高危人群的一级预防,可完全控制本病。通过病情监测,筛检早期病例,及时给予治疗促进其早日康复,以达到二级预防的目标。对已患Ⅰ度及以上的中、晚期病例,采用安全、有效的药物或手术措施积极进行救治,可达到三级预防的目标。

(1)大骨节病的治疗:包括早期大骨节病儿童的治疗和成人大骨节病的治疗。

1)早期大骨节病儿童:选用具有营养、解毒、抗氧化和脂质过氧化损伤作用的药物,以保护和促进软骨细胞代谢,修复指骨干骺端、骨端病变,改善临床症状。①硒与维生素 E、维生素 C 和锌:亚硒酸钠片,3～10 岁儿童口服每次 1 mg,每周 1 次;11～13 岁儿童每次 2 mg,每周 1 次。按此剂量,亚硒酸钠片分别与维生素 E(每次 100 mg,每周 1 次)、维生素 C(每次 300 mg,每日 2 次)和葡萄糖酸锌片(每次 140 mg,每日 2 次)合用,效果更好,治疗期为 3～6 个月。此外,还可用富硒酵母胶囊(含硒 0.5 mg),7 岁以下每周 1 粒,8 岁以上 2 粒。②大剂量维生素 C:每次 300 mg,每日 2 次。③葡萄糖醛酸内酯片:7～9 岁每日 0.8 g,10～12 岁每日 1 g。④醋硫酸肠溶片:每次 0.6 g,每日 2 次。

2)成人大骨节病:成人大骨节病关节软骨自我修复能力差,关节增粗变形、疼痛和运动功能障碍严重,应采用非药物和药物治疗的方法缓解疼痛,保护和改善关节功能,严重者可行手术治疗。

◉非药物治疗:针对大骨节病的心理健康和行为特征,进行心理保健、疾病教育和自我治疗计划,帮助患者建立自信力,积极参与自我康复锻炼,如在劳动和日常生活中,随时注意保护关节,减少负荷,增加肌力和关节活动度,延缓病情进展。

◉药物治疗:在非药物治疗的同时,选用非甾体抗炎药、镇痛药和软骨保护剂,减轻关节疼痛,延缓软骨病变,改善关节功能障碍。在口服药物中,昔布类属环氧化酶-2(COX-2)的特异性抑制剂,对大骨节病关节疼痛具有良好的镇痛效果,无明显的胃肠道副作用,安全性高于传统类镇痛药,主要有西乐堡(赛来昔布胶囊),每次 200 mg,每日 1 次;莫克比(美洛昔康),每日 7.5 mg。因长期应用可增加发生心肌梗死的风险,故老年大骨节病患者慎用。传统的非甾体抗炎药(NSAIDs)属前列腺素抑制剂,对大骨节病关节疼痛也具有良好的镇痛效果,但易出现胃肠道副作用,不易长期使用。可使用的药物主要有布洛芬缓释胶囊,每次 300 mg,每日 2 次;软骨保护剂——硫酸软骨素,每次 2～4 片,每日 3 次;氨基葡萄糖,每次 2 粒,每日 2 次,治疗期 3～6 个月,缓解关节晨僵和改善关节活动障碍的效果明显。透明质酸钠膝关节腔内注射,每周 20～25 mg,3～5 周为一个疗程,补充大骨节病关节腔的滑液,润滑和保护关节软骨,可有效缓解关节晨僵和关节活动障碍,但须选好适应证。此外,服用抗骨增生片(每次 4 片,每日 2 次)、小活络丸(每次 3 g,每日 2 次)和健骨片(每次 5 片,每日 3 次)也可减轻关节症状。

⊙手术治疗:对于药物治疗无效的关节游离体、膝踝关节长期疼痛难忍和关节活动障碍严重者,应采取关节内游离体摘除术、关节清理术等治疗,膝关节内外畸形严重者可行关节置换术、膝上或下楔形截骨术,以矫正关节和下肢畸形,提高生活质量。

(2)大骨节病的预防:包括以下几方面。

1)补硒:依据病区人群低硒程度(如发硒低于 0.2 mg/kg),参照人群/儿童正常硒摄入量范围,给予适宜剂量的有机硒或无机硒,可有效降低大骨节病儿童新发,促进干骺端和骨端病变修复。①7.6±3.1 mg/kg 硒盐或硒碘盐:每吨盐加入亚硒酸钠 15 g,或与含碘盐混合,均匀配置合格后应用。②亚硒酸钠片:3～10 岁儿童每次 1 mg,每周 1 次;11～13 岁儿童每次 2 mg,每周 1 次。③农作物喷硒:小麦或玉米扬花期前后,向叶面喷洒亚硒酸钠水溶液每亩 1 g。④硒肥:每亩土壤施 10～20 kg 硒肥,相当于施入亚硒酸钠 10～20 g,使土壤中的无机硒转化粮食中的有机硒而进入人体。补硒期间应定期监测儿童体内硒水平,避免硒摄入量不足或过量中毒。

2)换粮:针对真菌及其毒素污染侵入人体的传播食物——病区自产的玉米和小麦(大米不传播),不卫生的收割、储藏和制粉条件等影响毒素产生的危险因素,应进行以下调整:凡水源条件便利的病区,应改旱田为水田,主食大米;交通方便的病区,改种蔬菜或其他经济作物,调主食自产粮为非病区粮;边远山区可退耕还林或退耕还牧,弃用自产粮;改良粮食收获、储存技术,降低毒素污染至安全范围。

3)改水:针对病区居民饮水腐殖酸污染重、水质差和矿化度低的情况,可依据当地水文地质条件打深井,或引水质好的泉水入村和自来水化;应加强保护饮水源,改良水质,降低饮用水中腐殖酸含量或其他有机污染物质,达到生活饮用水标准。

4)综合措施:综合措施是一种针对大骨节病多种环境危险因素从多个发病环节上共同阻断致病因素和发病诱因的防治措施。其主要措施有"服硒、吃杂、改水、讲卫生""换粮、改水、补硒""换粮、补硒、异地育人及移民安置"和"搬迁、治疗、改水、换粮"等多种形式。在俄罗斯则主要是采用"换粮、搬迁及降低水粮中高磷、高锰含量和改善病区卫生"的综合措施。其中,吃杂是针对病区居民食物单调、偏食而通过食物品种杂、种植样品多样化、地区来源杂和多吃非病区食品等改善饮食结构。易地育人是将病区适龄儿童集体迁至非病区寄宿学校就读。移民安置或异地搬迁是指将一些自然环境恶劣、不宜生存的病区居民迁移至非病区居住。近年来,病情的显著消退与病区经济发展、膳食营养结构变化和人居环境的改善有关。因此,切实根据病区实际所存在主要危险因素,结合我国退耕还林(牧),扶贫开发和新农村建设等,因地制宜制定适宜于当地病区的综合防治措施,将会更有效地控制大骨节病的发生。

主要参考文献

[1] 殷培璞.大骨节病诊治研究[M].西安:陕西科学出版社,1987.

[2] 孙殿军.地方病学[M].北京:人民卫生出版社,2008.

[3] 郭雄.软骨分子生物学基础与临床应用[M].西安:西安交通大学出版社,2012.

[4] SHI Yi,LU Fang,LIU Xin,et al. Genetic variants in the $HLA-DRB1$ gene are associated with Kashin-Beck disease in the Tibetan population

[J]. Arthritis & Rheumatism,2011,63 (11):3408 - 3416.

[5] WANG Sen,GUO Xiong,WANG Weizhou,et al. Genome - wide study identifies the regulatory gene networks and signaling pathways from chondrocyte and peripheral blood monocyte of Kashin - Beck disease[J]. Genes Cells,2012,17(8):619 - 632.

（郭雄　张峰　王森　吴翠艳　马玮娟　宁玉洁　王溪　文嫣）

第4章
克山病的生物学基础与应用

克山病(Keshan disease, KD)是主要发生在我国的一种原因不明的、特有的地方性心肌病(endemic cardiomyopathy),以心肌损伤为主要特征,临床表现为心脏增大、心力衰竭。1935年首先发现于黑龙江省克山县,因此命名为克山病。克山病不仅有明显的环境因素和地区特征,而且有明显的病理靶器官和细胞损伤的特点。大量的流行病学调查证实,克山病主要分布在低硒地区,然而并非所有低硒地区都是克山病病区。克山病在流行病学上具有明显的地区性、时间性和人群选择性特点。克山病不但严重影响病区人群健康,也严重制约着病区经济的发展。根据心功能状态和发病经过,克山病在临床上分为急型、亚急型、慢型和潜在型4种类型。经过多年的探索,有关克山病的病因学说已提出多种,包括生物地球化学病因学说、生物病因学说、复合病因学说等,但均未能阐明克山病的病因。因此,在相当长的时期内,克山病防治仍是一个重要的公共卫生问题,需要从监测、防治、科学研究等方面加大力度,采取科学有效措施,为长期防控克山病继续做出不懈的努力。

4.1 克山病的流行病学特征

(1)克山病的地区分布:克山病在我国的分布从东北到西南形成一条较宽阔的地带,主要存在于北纬21°~53°、东经89°~135°的地区,包括黑龙江省、吉林省、辽宁省、内蒙古自治区、河北省、河南省、山东省、山西省、陕西省、甘肃省、四川省、重庆市、云南省、西藏自治区、贵州省、湖北省共16个省(自治区、直辖市)的327个县(市、旗)。调查显示,病区多分布在温带、暖温带以棕壤土系为中心的地带,多沿大山系两侧、水系上游、中低山区、丘陵地带及相邻的平原地带,气候相对湿润,地貌多呈侵蚀区,地表水流失严重,致使硒等元素贫乏的地带。各病区海拔高度也不等,高度多在100~2500 m,最高至3500 m,呈由东北向西南逐渐增高的趋势。

病区内病例多寡、轻重不一,轻、中、重病区随地貌相互毗连并逐渐移行成片,呈随机灶状分布特点。各病区之间病情分布也显著不同,农村的发病率显著高于城镇。

(2)克山病的时间分布:克山病具有年度多发、长期趋势和季节多发的特征。

1)年度多发:急型、亚急型克山病的年度发病波动较大,有高发年、平年和低发年之分。对于某一地区,其高发年、低发年间隔时间长短也不一。

2)长期趋势:自1935年克山县暴发本病以来,我国克山病总体呈现从高发期向低发期的发展趋势,前后历经80余年。随着病情长期趋势的变化,呈现急型和亚急型克山病显著减少而以慢型、潜在型为主的特征。

3)季节性:该病在一年四季均可发生,但急型和亚急型有明显的季节多发的特点。发病的季节性差异与病区的气候相关。在我国北方有80%～90%的急型克山病发生在严寒的11月份至次年3月份,尤以12月份至次年1月份为多发,称为"冬季型"。西南地区的儿童亚急型克山病多发生在炎热的6月份至9月份,其中7月份至8月份为高峰,称为"夏季型"。介于东北与西南之间的区域如陕西省、山西省、山东省等地发生月份为12月份至次年4月份、5月份,以2月份至4月份为高峰,称为"冬春型"。四川省病区的季节多发性与海拔高度有关:海拔在2000 m以上,年平均气温在-10 ℃左右的凉山彝族自治州等高山寒冷病区,多以12月份至次年2月份为主;海拔在1000 m左右,年平均气温在15～18 ℃的达县等温热丘陵病区,在5月份发病人数增多,6月份至8月份达到高峰。

(3)克山病的人群分布:克山病在人群分布上的一个显著特点是,主要发生在自产自给的农业人口中的育龄期妇女和断乳后学龄前儿童(2～7岁)。本病常可发生在同一家庭成员中,又常见当地生活比较困难(如移民户),饮食单一(如吃玉米),副食又很差的家庭,相反,在病区生活的非农业户则很少发病。

1)年龄:克山病以生育期妇女和儿童为高发人群。发病人群从儿童到老年均可发病,但各病区高发年龄、最小发病年龄及病死率不一。在我国北方重病区多见于生育期妇女,黑龙江省1/2以上的病例发生在21～40岁的成人中。在南方地区的亚急性克山病区几乎全部发生于儿童,尤以2～7岁居多,占发病总数的 80％以上。在云南省和四川省急型克山病 4/5 以上的病例发生在 2～7 岁的儿童中,最小者为出生后 4 个月的婴儿。

2)性别:克山病的性别发病率各地不一,且与好发年龄和地区分布有关。我国北方病区女性发病比同龄男性多时可高达 4～7 倍,而儿童和老年人群则无性别差异。在南方以儿童为高发人群的病区,无性别差异。

3)种族与民族:本病主要侵犯居住在病区的人类。病区的家畜和其他动物未发现患有类似本病特征的心肌病。居住在病区的朝鲜人和日本人,以及我国病区中多数民族人群均可发病。民族混居的同一病区中不同民族的饮食来源、生活习惯相似者发病无差别,相异者有差异,如东北病区同一病区中急型克山病以汉族为多而朝鲜族则较少。

4)职业:本病以居住病区且自产自给的农业人口为主,而同一地区的非农业人口则极少发病。病区非农业人口转变为农业人口者可发病。

5)家庭聚集性:克山病有家庭多发现象,但不是家族遗传性疾病。在克山病高发年代中,可出现全家发病或死亡的悲惨状况。在同一家庭中的夫妻可以同时或先后发病;在子女出生次序上,有倒数第二个孩子易发病的现象,可能与最小孩子出生后开始哺乳使倒数第二个孩子断乳有关。克山病的多发家庭多为当地或新迁入病区的生活困难农业户。

6)移民发病情况:出生在非病区的非农业人口迁入病区后居住数月至 30 年者均可发病,其中以居住 5 年或更短者发病率高,最短者可为 4 个月。

4.2　克山病的病因与发病机制

回顾克山病的历史,自 1935 年克山病病例出现以来,科研人员对克山病的病因与发病机制进行了多方面的研究。我国曾将克山病的研究工作列入"七五""八五"国家科技攻关计划,经过医学、生物学和环境地理学等多学科协同攻关,虽未完全阐明该病的病因和发病机制,但提出了多种学说,包括生物地球化学病因学说(硒缺乏、蛋白质和氨基酸缺乏、维生素 E 缺乏和锰等其他元素的缺乏)、生物病因学说(肠道病毒感染、真菌毒素中毒)、复合病因学说。

(1)生物地球化学病因学说:叙述如下。

1)环境低硒:医学、生物学及环境地理学的各位专家协同研究发现,克山病发病与环境多种元素(硒、铬、钼、锰)失衡相关联,尤其是与低硒密切相关。自 1969 年以来的众多研究表明,克山病发生于低硒地区,病区居民机体硒营养水平与克山病患病率之间呈一定的负相关。中国科学院克山病防治组经过多年调查研究发现,病区均处于低硒地带,病区的水和粮食中硒含量较非病区明显降低,与病区相邻的水土硒含量较高的地区,其粮食中硒含量明显升高;病区人群的血硒、发硒、内脏器官细胞,包括亚细胞器(如心肌细胞线粒体)的硒含量均低,而相邻的非病区本病发病显著减少。在克山病病区大范围的补硒(食用加硒盐或口服亚硒酸钠片),能显著降低急型、亚急型克山病的发病,进一步证实了缺硒是克山病发病的一个重要因素。然而并非所有低硒地区都有克山病发病,低硒也并非伴随克山病的波浪性高发或季节性多发而发生相应变化,因此,目前倾向认为,缺硒是克山病发病的主要因素,但不是唯一因素,可能还与其他因素相关联。

2)低硒以外其他危险因素:低蛋白质、低氨基酸及营养素失衡与克山病或心肌损伤关系的研究亦有报道。相有章等人在 1992 年选择克山病 38 例,病区健康人 35 例,非病区健康人 31 例,测定了血清 17 种游离氨基酸和蛋白含量,病区健康人 6 种氨基酸降低,克山病 11 种氨基酸和蛋白降低,提示病区居民血中处于低蛋白、低氨基酸状态,这很可能是克山病发病的重要条件之一。

陕西省彬县克山病病户儿童发锰显著高于克山病病区非病户和非病区对照户儿童的,而克山病病区正常儿童发锰与非病区儿童无明显差异,提示过量锰的暴露也会影响克山病的发病。另外,邹宁等人研究发现,维生素 E 能有效地抵抗低硒、高锰引起大鼠心肌谷胱甘肽过氧化物酶的活性降低;低硒、低铬病区粮食喂养的动物,其心肌可出现明显的病理损伤,提示维生素 E 和铬可能对克山病患者起保护作用。

(2)生物病因学说:此学说认为,克山病是由真菌毒素中毒或肠道病毒感染引起的。生物病因学说又包括以下两种学说。

一是柯萨奇病毒 B 感染说。此学说认为,克山病呈年度多发、季节多发流行特点,部分病例常伴有腹痛、腹泻或呼吸道感染症状,容易使人想到肠道病毒感染。随着分子生物学技术的发展,钟学宽等人用同样的原位核酸杂交法检测了黑龙江省的急型克山病和山东省的慢型克山病,黑龙江省的 13 例急型克山病尸检心肌组织有 8 例(61.5%)有柯萨奇 B 组病毒的 RNA 存在;山东省的 14

例慢型克山病心肌组织,其中 9 例出现阳性杂交信号,阳性率为 64%。周令望等人应用原位核酸杂交等技术证实,在不同类型克山病及心肌病的心肌组织中存在相应病毒的核酸与抗原成分,采用 CVB3cDNA 探针检测了我国东北、华东及西南的三个克山病主要地区内不同型别的克山病尸检心肌组织,大部分病例呈阳性反应,急型、亚急型、慢型克山病组间检出率无明显差异($\chi^2 = 2.76$,$P > 0.1$),而健康成人及非病区 7～8 个月胎心均呈阴性反应,冠心病、风心病的检出率也极显著低于克山病($\chi^2 = 7.05$,$P < 0.05$),表明克山病心肌内存在柯萨奇病毒 RNA 片段,从而提供了柯萨奇 B 组病毒感染参与克山病发生与发展过程的分子生物学实验依据。

二是真菌毒素中毒说。克山病流行病学调查发现,克山病患者在高发年发病前有明确的食用过呈浅绿色霉变粮食史,并排除了饮水传播途径,从病区(1998 年克山县和富裕县)霉变粮小米培养检出黄绿青霉素,应用含黄绿青霉素喂养大鼠 30 天,可复制出心肌损伤动物模型,认为克山病致病因子可能是青霉菌污染粮食产生的黄绿青霉毒素。另外,有的报道从病区粮(玉米等)分离出镰刀菌毒素(T‐2 毒素),应用 T‐2 毒素喂养动物可复制出类似克山病心肌坏死改变,低硒饲料＋镰刀菌毒素喂养大鼠,心肌损伤严重。镰刀菌毒素可能是克山病发病的重要复合因素。

(3)复合病因学说:多数学者认为,克山病发病是在缺硒背景下多种因素复合而成,形成复合病因学说。于维汉在《克山病 100 年:回顾与展望》文中提到,硒缺乏＋某种因素(SeD＋α)是克山病发病的基本原因[1-2]。杨福愉等学者研究发现,克山病是一种“心肌线粒体病”[3],由机体氧化应激障碍导致膜损伤所引起,硒缺乏扮演了重要角色。诸学说虽各有依据,但都难以全面解释克山病的流行规律与病理特点,克山病病因仍不清楚。

4.3　克山病的病理学特征

克山病的病理学特征表现为心肌实质的变性、坏死和纤维化。心脏呈肌源性扩张,肉眼所见心脏扩大增重,除极少数病程较短的急型和没有心功能障碍的潜在型外,心脏均有不同程度扩大,严重者心脏可呈球形,多数左心室扩张较右心室扩张为重。光镜下可见心肌弥漫性变性,灶状坏死。病变通常以左心室及室间隔部为重。电镜表现主要是线粒体肿胀、变性和嵴分裂、断裂。肌原纤维普遍断裂、破坏和溶解。细胞核变形,核膜破裂、肌浆网扩张,心肌闰盘迁曲等。除心肌有坏死外,其他横纹肌亦有较轻的类似病变。

4.4　克山病的临床表现与诊断

(1)克山病的临床表现:根据心功能状态和发病特征,临床分为急型克山病、亚急型克山病、慢型克山病和潜在型克山病 4 种类型。

1)急型克山病(acute Keshan disease):在北方,急型克山病多发生于冬季,多见于成年人。急型克山病常可因寒冷、过劳、感染、暴饮、暴食或分娩等诱因而发病。急型克山病发病急骤,表现为急性心肌坏死所致的急性心功能失代偿症状,病情发展迅速,常合并心源性休克和严重心律失常。急型克山病患者初始感头晕、心窝部不适、反复恶心呕吐、吐黄水,继而烦躁不安;严重者可在数小时或数日内死亡。体检见患者面色苍白,四肢厥冷,脉细弱,体温不升,血压降低,呼吸浅速;心脏一般轻度大,心音弱,尤以第一心音减弱为甚,可有舒张期奔马律和轻度收缩期吹风样杂音。急型克山病心律失常常见,主要为室性期前收缩、阵发性心动过速和房室传导阻滞。急性心力衰竭时肺部出现啰音,此外肝大和下肢水肿亦常见。

2)亚急型克山病(subacute Keshan disease):亚急型克山病发病较缓,患者多为幼童,2～5 岁多见,多发生于春夏两季。亚急型克山病亦可出现心源性休克或充血性心力衰竭。亚急型克山病发病初期表现为精神萎靡、咳嗽、气急、食欲不振、面色灰暗和全身水肿。亚急型克山病常在 1 周内发生全心衰竭,症状迅速恶化,咳嗽、气喘、心悸等症状加重,并出现眼睑、面部或(和)下肢水肿。亚急型克山病的症状、体征表现为体温下降,脉搏频弱,呼吸浅快,血压下降,脉压减小;两肺湿啰音;心脏向两侧扩大,舒张期奔马律,肝脏肿大,3 个月不缓解者,已转为慢型;脑、肺、肾等处的栓塞较常见。

3)慢型克山病(chronic Keshan disease):慢型克山病起病缓慢,多在不知不觉中发病,亦可由急型、亚急型或潜在型转化而来,儿童、成人均可发病,已成为目前主要的发病类型。慢型克山病临床上以慢性充血性心力衰竭为主要表现,常有心悸、气短的感觉,劳累后加重,并可有尿少、水肿和腹水。慢型克山病的体征多呈慢性病容,有不同程度的发绀,心脏向两侧明显扩大,心音低,可闻及轻中度收缩期杂音和舒张期奔马律,晚期可有右心衰竭的体征如颈静脉怒张、肝大和下肢水肿等;严重者可有胸、腹腔积液,心源性肝硬化等表现。慢型克山病心律失常常见,如室性期前收缩、心动过速、传导阻滞、心房颤动等。

4)潜在型克山病(latent Keshan disease):潜在型克山病可发生于健康人,亦可为其他型好转的阶段。前者常无症状,可照常劳动或工作,而在普查中被发现,此属稳定的潜在型。后者可有心悸、气短、头昏、乏力等症状。少数患者在劳累后有头晕、心悸、恶心不适等症状,休息后即可消失。心电图可有 ST-T 变化,Q-T 间期延长和期前收缩。潜在型心脏虽受损,但心功能代偿良好。心脏不增大或轻度增大。目前的流行特点已由过去急型、亚急型多发逐渐转变为以慢型散在发生为主,多发人群监测中发现的病例 90% 为潜在型。

(2)克山病的诊断及鉴别诊断:根据克山病流行病学特点,结合临床有急、慢性心力衰竭(heart failure)、心脏扩大(heart enlargement)、心律失常(arrhythmia)等综合表现做出诊断。

克山病诊断原则:在克山病病区连续生活 6 个月以上,具有克山病的时间、人群特点;具有心肌病或心功能不全的临床表现,或心肌组织具有克山病的病理解剖改变,能排除其他心脏疾病,尤其是心肌疾病者。

克山病的诊断主要依据我国制定的《克山病诊断》(WS/T 210—2011)进行诊断,符合克山病诊断原则,具备 1)至 3)中的任何一条,并同时符合 4)至 8)中任何一条或其中一项表现,可诊断为克山病。

1)心脏增大。

2)急性或慢性心功能不全的症状和体征。

3)快速或缓慢性心律失常。

4)心电图改变:

　　a)房室传导阻滞;

　　b)束支传导阻滞(不完全右束支传导阻滞除外);

　　c)T 波和(或)ST 段改变;

　　d)Q-T 间期明显延长;

　　e)多发或多源性室性期前收缩;

　　f)阵发性室性或室上性心动过速;

　　　g)心房颤动或心房扑动;

　　　h)P 波异常(左、右心房增大或两房负荷增大);

　　5)胸部 X 线改变:各型克山病的异常判定符合《克山病诊断》胸部 X 线改变中一项即为异常.

　　6)超声心动图改变:符合《克山病诊断》超声心动图改变中一项即为异常。

　　7)心肌损伤标志物检查:

　　　a)血清心肌肌钙蛋白 I 或 T 升高;

　　　b)血清心肌酶肌酸激酶同工酶(CK－MB)含量增高。

　　8)病例解剖改变:尸检心脏或移植手术置换下的心脏主要病变为心肌变性、坏死及其后的修复和重构。

　　急型克山病的鉴别诊断主要与急性病毒性心肌炎、急性心肌梗死、急性胃肠炎相鉴别;亚急型克山病与急性病毒性心肌炎、支气管肺炎及急、慢性肾小球肾炎或慢性肾脏疾病、心内膜弹力纤维增生症、心包炎等相鉴别;慢型克山病与扩张型心肌病、缺血性心肌病、围产期心肌病、心包炎、风湿性心脏瓣膜病等相鉴别;潜在型克山病与局灶性心肌炎、肥厚型非梗性心肌病及心脏神经官能症相鉴别。一般通过认真询问病史,仔细临床查体和必要的辅助检查不难做出鉴别。

4.5　与克山病相关的短串联重复序列和单核苷酸多态性

　　随着分子生物学应用的逐渐推广,从分子水平研究疾病已成为一种趋势。从分子生物学角度探讨克山病病因及发病机制是 21 世纪克山病病因研究的一个新领域。21 世纪初,我国已从基因多态性、基因错义、突变及全基因表达图谱等方面研究克山病病因发病机制,且已取得许多进展。

4.5.1　*HLA-DRB1* 基因分型及多态性

　　人类白细胞抗原(human leukocyte antigen,HLA)是一组位于细胞表面的分子,具有淋巴细胞识别和抗原递呈的能力,对免疫反应有调控作用。人类白细胞抗原基因复合体位于人的第 6 对染色体的短臂上 6p21.31,全长约 4000 kb,约占人类基因组的 0.1%。人类白细胞抗原等位基因系统是人类复杂的显性多态遗传系统,被认为是研究人类群体遗传特征的优选遗传标记,用于研究各种疾病遗传易感性。研究发现,克山病具有家族性聚集倾向,与营养不均衡、免疫力低下有关。牛小麟等人为了解克山病患者 HLA-DRB1 基因多态性特征,采用聚合酶链反应-序列特异性寡核苷酸探针(polymerase chain reaction with sequence specific oligonucleotide probes,PCR-SSOP)技术对陕西省黄陵县店头镇克山病患者进行 HLA-DRB1 基因分型,鉴定出克山病患者 HLA-DRB1 基因位点的 10 种等位基因,其中,DR15、DR4、DR9 为高频率分布,为群体遗传和疾病关联研究提供了陕西省克山病 DRB1 等位基因的基因频率。

采用单体型相对风险分析(HHRR)和传递不平衡检验(TDT)对 18 例克山病患者及其 36 位双亲进行 DRB1 基因多态性关联和连锁分析结果显示,克山病患者与 DRB1 位点 DR15 相关联和连锁,因此认为克山病与 HLA-DRB1 * 15 基因相关。

4.5.2　SCN5A 基因突变

SCN5A 是编码心肌 Na^+ 通道 α 亚基的基因,位于染色体 3p21,包含 29 个外显子,基因序列全长 8501 bp,编码 2015 个氨基酸的蛋白多肽链(http://www.ncbi.nlm.nih.gov/)。研究表明,SCN5A 基因外显子 12、23 和 28 存在的多个突变点与心脏传导障碍性疾病、Brugada 综合征(简称 BrS,是指在无器质性心脏病的情况下发生的特发性心室颤动,心电图呈右束支传导阻滞 $V_{1\sim3}$ 导联 ST 段呈穹隆型抬高和猝死的一组病征)和 LQT3 综合征等密切相关。

克山病的临床表现为心功能降低、心脏增大、心律失常等。心律失常表现为窦性心动过速,窦性心动不齐和室性期前收缩、室颤,左右束支传导阻滞,ST-T 改变、T 波改变及 Q-T 间期延长等。SCN5A 基因疾病的症状与克山病患者有相似之处。韩霜等人为了探讨 SCN5A 基因突变对克山病发病的分子生物学机制的影响,提取正常人和克山病患者的外周血 DNA,扩增后应用 PCR-SSCP法检测克山病患者 SCN5A 基因 28 外显子的碱基序列,发现克山病患者 SCN5A 基因 28 号外显子处与正常人不同的单链条带,提示克山病患者 SCN5A 基因 28 号外显子有突变,克山病患者心肌 Na^+ 通道基因 SCN5A 的结构不同于正常人,SCN5A 基因突变可能增加克山病患者对环境因素的易感性。

4.5.3 *Desmin* 基因 *exon6* 的 A360P 错义突变

通过对扩张性心肌病基因突变研究发现,细胞骨架蛋白基因 *Desmin* 发生多个突变,*exon6* 错义突变与其相关性较大。克山病与扩张性心肌病在心肌病理变化和临床症状体征上缺乏特异性的鉴别诊断指标,二者的病例变化均为心肌变性、坏死、纤维化,进而使心脏功能失代偿。克山病患者心肌组织中 *Desmin* 荧光染色异常,病灶周围改变更明显,以慢型克山病多见,且与病程呈正相关。

为确定克山病心肌损伤与 *Desmin* 基因 *exon6* 的 A360P 错义突变发生发展的关系及探讨克山病与扩张性心肌病之间可能的鉴别诊断指标,抽取年龄、性别相匹配的慢型克山病患者和潜在型克山病患者、病区健康人和非病区健康人各 30 份血样,提取外周血单核细胞 DNA,利用聚合酶链反应(polymerase chain reaction,PCR)扩增,酶切、电泳等技术比较克山病与扩张性心肌病之间 *Desmin* 基因片断酶切位点的变化。结果表明,慢型克山病患者和潜在型克山病患者与病区正常组未检出 *Desmin* 基因 *exon6* 的 A360P 错义突变位点。因此认为,*Desmin* 基因 *exon6* 的 A360P 错义突变可能不是克山病心肌损伤的易感基因突变。

4.5.4 谷胱甘肽过氧化物酶 1 基因多态性

低硒环境是克山病发病因素之一,细胞内谷胱甘肽过氧化物酶是哺乳动物体内的一种硒蛋白,体内低硒环境使谷胱甘肽过氧化物酶降低、活性降低及细胞内氧化损伤增强。雷聪等人研究了谷胱甘肽过氧化物酶 1 基因——*GPX1*——多态性与血硒、谷胱甘肽过氧化物酶 1 酶活性的关系,发现克山病患者 *GPX1* 基因 198 位点多态性 Pro198Leu,且 198 位点等位基因多态性与低硒之间存在协同倍增交互作用;低硒,*GPX1* 基因 198Leu 多态性,与谷胱甘肽过氧化物酶 1 酶活力降低有关;低硒和 *GPX1* 基因 198Leu 多态性存在协同倍增交互作用,协同增加克山病发病的风险。

4.6　与克山病相关的基因表达谱变化

为了探讨克山病心肌损伤机制,寻找克山病诊断的生物标志物,相有章等人利用 Agilent 公司的表达谱芯片、实时定量 PCR 及通路分析(Pathway Studio 软件)对克山病患者及健康人外周血单核细胞全基因表达水平、关键信号通路及克山病的生物标志物进行了研究。通过 Agilent 公司的全基因表达谱芯片数据分析发现 3068 个差异基因,其功能主要涉及细胞凋亡;采用 Pathway Studio 软件分析获得 40 条富集信号通路,其中细胞凋亡通路是克山病发生发展最重要的信号通路之一[4]。JAK 与 STAT 参与了 18 条通路,其中 JAK-STAT 信号通路在克山病的发病中也起着一定的作用。克山病差异基因包括了细胞凋亡信号通路的 13 个基因,如 BCL2L1、BCL2A1、BAX 和 BOK 等,这些细胞凋亡基因可能参与了克山病心肌细胞的凋亡。

从基因水平研究克山病发病分子机制尚处于初期,很多基因在克山病中发挥的作用仍在探讨之中。因此,未来尚需努力确定克山病发病分子机制及特异性生物标志物,为克山病早期诊断、鉴别诊断及治疗提供新的科学依据。

慢型克山病患者与病区健康居民外周血单核细胞全基因表达谱筛选出 3068 个基因差异表达,其中克山病患者上调基因有 1570 个,下调基因 1498 个。通过 Pathway Studio 软件分析这些差异表达基因高度富集于 40 条信号通路,其中与心肌细胞凋亡信号通路富集程度最高($P=0.00153$);发现参与心肌细胞凋亡信号通路的 13 个差异基因,包括 6 个上调基因(ATM、PKA、BRC2、NAIP、Bim、BCL2A)和 7 个下调基因(CASP8、BBC3、BAGl、BAX、BCL2L1、BOK、CASP6),提示这些差异表达基因可能被低硒、氧化应激等克山病发病因素激活,进而导致心肌细胞凋亡。

通过第三代人类线粒体芯片(third-generation human mitochondria-focused cDNA microarrays)筛选和比较了克山病患者同病区健康对照之间外周血单核细胞线粒体差异基因表达的变化,利用 Significance Analysis of Microarray(SAM)以及 Ingenuity Pathway Analysis(IPA)软件分析提示,在克山病患者中有 30 个上调基因不同于病区健康对照,主要涉及细胞凋亡、转录调节、酶相关等(表 4-1)。筛选出 40 个差异通路(图 4-1)和 4 个基因网络中有 3 个为细胞凋亡相关通路,4 个为线粒体功能紊乱相关通路,6 个与核受体有关。筛选出 4 个有统计学意义的网络,网络 1 最有理由认为具有统计学差异(图 4-2),主要功能与自由基清除、碳水化合物代谢及能量产生有关。基因网络 3 和网络 4 主要与心血管系统发育及功能有关。发现的克山病上调核受体基因过氧化物酶体增殖物激活受体 γ 辅助激活因子 1α（PPARGC1α）是重要调节中心，与其他核受体配体结合调节下游其他差异基因的表达,如调节线粒体能量产生,这可能是克山病主要代偿机制之一。

表 4 - 1　克山病不同于正常对照的差异表达基因

标志酶	倍数变化	识别号	基因名称	SEM*	P
代谢					
ACACB	3.4	NM_001093	乙酰辅酶 A 羧化酶 β	2.7	<0.01
CHD6	2.1	NM_032221	染色质解旋酶 DNA 结合蛋白 6	1.5	<0.01
CPT1C	2.3	NM_152359	肉毒碱棕榈酰基转移酶 1c	0.7	<0.01
ARG2	2.6	NM_001172	精氨酸酶II	0.8	4.20
ASAH2	2.1	NM_019893	N-酰基神经鞘酰胺醇氨基水解酶（非溶酶体的神经酰胺酶）2	1.3	<0.01
CYB5A	2.1	NM_001914	细胞色素 B5A	0.2	<0.01
CYP1A1	2.8	NM_000499	细胞色素 P450 1A1	1.0	<0.01
CYP2C19	7.7	NM_000769	细胞色素 P450 2C19	0.7	<0.01
DDX11	2.0	NM_030653	死盒解旋酶 11	0.3	<0.01
DHX34	2.2	NM_014681	死亡盒子多肽 34	0.3	<0.01
GPT	2.1	NM_005309	谷丙转氨酶	0.4	<0.01
HMGCS2	4.6	NM_005518	3-羟基-3-甲基戊二酰辅酶 A 合酶基因 2（线粒体）	2.4	2.17
ME3	2.2	NM_001014811	线粒体 NADP 依赖苹果酸酶 3	0.9	<0.01
NOS1	2.0	NM_000620	一氧化氮合酶 1（神经元）	0.5	<0.01
OAS2	2.2	NM_016817	2'-5'-寡腺苷酸合成酶 2,69 000/71 000	1.4	<0.01
OPA1	2.1	NM_130837	视神经萎缩 1（a 常染色体显性）	0.4	<0.01
PNPT1	2.4	NM_033109	多核糖核苷酸核苷转移酶 1	0.4	<0.01
PRDX2	2.5	NM_181738	过氧化物酶 2	1.1	<0.01
APOA1	4.6	NM_000039	载脂蛋白 a1	0.3	<0.01
REXO2	2.5	NM_015523	REX2,RNA 外切酶 2 同系物（S. Cerevisiae）	0.1	<0.01

续表

标志酶	倍数变化	识别号	基因名称	SEM*	P
转录调节					
ANKRD2	2.5	NM_020349	锚蛋白重复序列结构域 2	0.8	<0.01
BCL6B	2.1	NM_181844	B-细胞 CLL/淋巴瘤 6B	1.1	<0.01
PGC-1alpha	2.7	NM_013261	过氧化物酶体增殖物活化受体 γ 共激活因子 1α	2.3	<0.01
离子通道转运蛋白					
SFXN5	2.7	NM_144579	Sideroflexin 5	0.2	<0.01
SLC1A3	2.4	NM_004172	溶质载体成员 1A3（神经胶质的高亲和性谷氨酸转运体）	1.9	<0.01
SLC38A3	2.2	NM_006841	溶质载体 38A3	1.2	<0.01
凋亡相关					
BCL2A1	2.2	NM_004049	BCL2-相关蛋白 A1	0.5	<0.01
BCL2L1	2.1	NM_138578	BCL2-类 1	0.3	<0.01
BNIP3L	2.4	NM_004331	BCL2/腺病毒 E1B 19000 互相作用蛋白 3-类	0.2	<0.01
其他					
EHD2	3.3	NM_014601	EH-结构区域 2	0.9	<0.01
FXYD1	2.8	NM_005031	离子转运调节因子 1	0.4	<0.01
INS	4.0	NM_000207	胰岛素	1.6	<0.01
LGALS3	2.4	NM_002306	凝集素半乳糖苷结合可溶 3	0.9	<0.01
TUBB4A	2.5	NM_006087	微管蛋白 β4A	0.7	<0.01

*：SEM，均数的标准误，通过 3 组芯片样本比值比的标准差计算获得。

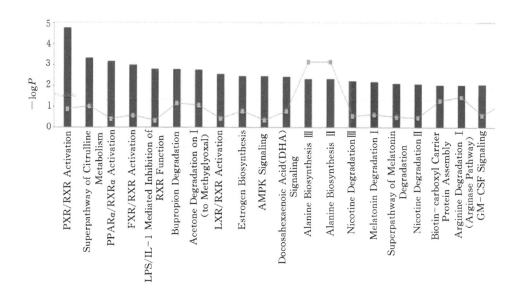

图 4 - 1 克山病患者较同病区健康对照人群的差异表达基因富集主要通路

黄色线表示 $P = 0.05$。

PXR/RXR Activation：PXR/RXR 激活通路；Superpathway of Citrulline Metabolism：瓜氨酸代谢的特级通路；PPARα/RXRα Activation：PPARα/RXRα 激活通路；LPS/IL - 1 Mediated Inhibition of RXR Function：LPS/IL - 1 调节的 RXR 功能抑制通路；Bupropion Degradation：丁氨苯丙酮降解通路；Acetone Degradation on Ⅰ (to Methyglyoxal)：丙酮降解通路 Ⅰ（到甲基乙二醛）；LXR/RXR Activation：LXR/RXR 激活通路；Estrogen Biosynthesis：雌激素生物合成通路；AMPK Signaling：AMPK 信号通路；Docosahexaenoic Acid(DHA) Signaling：二十二碳六烯酸（DHA）信号通路；Alanine Biosynthesis Ⅲ：丙氨酸生物合成通路 Ⅲ；Alanine Biosynthesis Ⅱ：丙氨酸生物合成通路 Ⅱ；Nicotine Degr adation Ⅲ：尼古丁降解通路 Ⅲ；Melatonin Degradation Ⅰ：褪黑素降解通路 Ⅰ；Supepathway of Melatonin Degradation：褪黑素降解特级通路；Nicotine Degradation Ⅱ：尼古丁降解通路 Ⅱ；Biotin - carboxyl Carrier Protein Assembly：生物素羧基载体蛋白集合通路；Arginine Degradation Ⅰ（Arginase Pathway）：精氨酸酶降解 Ⅰ（精氨酸酶通路）；GM - CSF Signaling：GM - CSF 信号通路

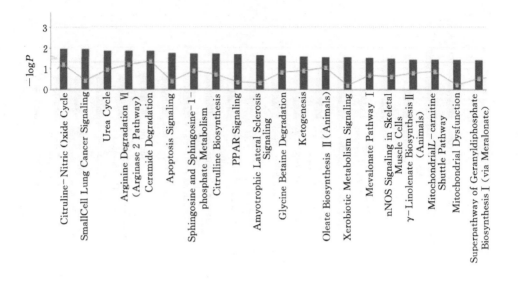

图 4-1(续)　克山病患者较同病区健康对照人群的差异表达基因富集主要通路

黄色线表示 $P = 0.05$。

Citruline - Nitric Oxide Cycle:胍氨酸—氧化氮循环;Small Cell Lung Cancer Signaling:小细胞肺癌信号途径;Urea Cycle:尿素循环;Arginine Degradation Ⅵ(Arginase 2 Pathway):精氨酸酶降解通路Ⅵ(精氨酸酶 2 通路);Ceramide Degradation:神经酰胺降解通路;Apoptosis Signaling:凋亡通路;Sphingosine and Sphingosine - 1 - phosphate Meta bolism:鞘氨醇和鞘氨醇-1-磷酸盐代谢;Citrulline Biosynthesis:瓜氨酸生物合成通路;PPAR Signaling:PPAR 信号通路;Amyotrophic Lateral Sclerosis Signaling:肌萎缩性脊髓侧索硬化症信号通路;Glycine Betaine Degradation:甜菜碱降解通路;Ketogenesis:酮生成通路;Oleate Biosynthesis Ⅱ(Animals):油酸盐生物合成Ⅱ(动物);Xerobiotic Metabolism Signaling:Xerob iotic代谢信号通路;Mevalonate Pathway Ⅰ:甲羟戊酸通路Ⅰ;nNOS Signaling in Skeletal Muscle Cells:nNOS 在骨骼肌细胞信号通路;γ - Linolenate Biosynthesis Ⅱ(Animals):γ-亚麻酸生物合成通路;Mitochondrial L - carnitine Shuttle Pathway:线粒体 L-肉碱穿梭通路;Mitochondrial Dysfunction:线粒体功能紊乱通路;Superpathway of Geranyldiphosphate Biosynthesis Ⅰ(via Meralonate):香叶二磷酸生物合成通路Ⅰ(通过甲羟戊酸)

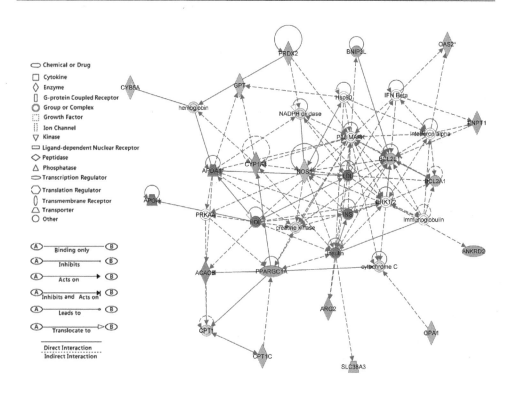

图 4-2　克山病较病区对照差异表达基因 IPA 分析所得网络 1 示意图*

图例说明分子间关系,红色标示分子表示克山病上调的基因

Chemica or Drug:化学物或药物;Gytokine:细胞因子;Enzyme:酶;G-protein Coupled Receptor:
G-蛋白偶合受体;Group or Complex:组或者复合物;Growth Factor:生长因子;Ion Channel:离
子通道;Kinase:激酶;Ligand-dependent on Nuclear Receptor:配体依赖核受体;Peptidase:肽;
Phosphatase:磷酸酶;Transcription Regulator:转录调节因子;Translation Regulator:翻译调节因
子;Transfmembrane Receptor:转膜受体;Transporter:运输载体;Other:其他;Binding only:只结
合;Inhibits:抑制;Acts on:作用;Inhibits and Acts on:抑制并且作用;Leads to:导致;Translocate to:
改变位置到;Direct Interaction:直接作用;Indirect Interaction:间接作用

4.7　克山病的蛋白质组学变化

应用双向凝胶电泳技术和基质辅助激光解吸电离-飞行时间质谱检测 8 例
慢型克山病与 8 例病区对照及 8 例非病区对照的差异蛋白。凝胶图像分析筛

---

* 图 4-2 由 Ingenuity Pathway Analysis 软件合成。

选出慢型克山病不同于病区对照的 9 个差异蛋白质点,经质谱鉴定确定为 8 种蛋白(表 4-2)。其中,克山病组较非病区健康组有上调蛋白 3 个,其功能主要与脂类代谢、免疫调节和抑制凋亡有关;同时还筛选出下调蛋白 3 个,主要与细胞内铁离子平衡密切相关。克山病组较病区健康组有两种蛋白表达上调,主要与蛋白酶抑制等功能有关,而克山病下调的血清白蛋白,可能与抑制细胞凋亡功能障碍、心肌细胞凋亡过度,导致心肌细胞变性坏死有关。克山病上调蛋白之一的触珠蛋白可能参与机体抗炎、抗氧化的代偿性保护机制,使组织免受损伤。克山病另一个上调的 α2-HS 糖蛋白可能与钙离子调节失衡有关,有助于解释钙拮抗剂治疗克山病机制。同时,上调蛋白 α1-抗胰蛋白酶可能抑制克山病患者体内金属基质酶升高对机体的损伤。克山病患者体内铁过多,导致转铁蛋白降低,但机制不明。既往研究报道,克山病高发区低硒且伴随高铁异常,高铁负荷加速羟自由基生成并增加其活性,进而损害血管内皮细胞和心肌细胞膜系统,低硒协同高铁造成心肌细胞膜双重损害。因此,检测血清转铁蛋白表达,结合生活环境铁含量检测有助于克山病预防与诊断。

表 4-2　基质辅助激光解吸电离-飞行时间质谱(MALDI-TOF-MS)鉴定的差异蛋白

编号	ID	名称	Mascot 得分	相对分子质量	等电点	序列覆盖率(%)	分子功能
上调蛋白(克山病区与非病区对照相比)							
1	gi|58176763	锌-α2-糖蛋白,A 链(chain A, Zn-alpha2-glycoprotein)	117	32 000	5.71	57	脂肪酸结合,跨膜运输,核糖核酸酶活性
2	gi|5174411	CD5 抗原前体(CD5 antigen-like precursor)	172	40 000	5.28	68	清道夫受体活性
3	gi|3337390	触珠蛋白(haptoglobin)	75	39 000	6.14	37	催化活性
下调蛋白(克山病区与非病区对照相比)							
4		转铁蛋白(transferrin)	312	79 000	6.97	59	结合三价铁

编号	ID	名称	Mascot 得分	相对分子质量	等电点	序列覆盖率(%)	分子功能
5	gi|23307793	血清白蛋白(serum albumin)	326	71 000	6.13	58	抑制凋亡,抗氧化
6	gi|45708661	A2M 蛋白(A2M protein)	96	40 000	6.52	47	抑制丝氨酸式肽链内切酶活性
上调蛋白(克山病病区与非病区对照相比)							
7	gi|2521981	Alpha2 - HS glycoprotein(α2 - HS 糖蛋白)	94	36 000	5.20	30	抑制激酶活性
8	gi|177831	α1 -抗胰蛋白酶(alpha1 - antitrypsin)	109	47 000	5.43	31	抑制丝氨酸式肽链内切酶活性

4.8　克山病的生物化学变化

克山病与环境及人体营养状况密切相关。粮食中氨基酸含量间接反映患者蛋白质营养状况。大量研究资料表明,克山病病区的粮食中确实存在心肌致病因子,如低蛋白。1992 年全国营养调查显示,病区居民蛋白质的 70% 都来自谷物。顾履珍等人测定了黑龙江省等病区主粮(玉米和大米)中蛋白质和氨基酸的含量,结果显示,大米和玉米中总蛋白含量无统计学差异,而这些病区大米中人体必需氨基酸中的苏氨酸、亮氨酸、缬氨酸、异亮氨酸、甲硫氨酸、苯丙氨酸和色氨酸都显著低于非病区($P<0.05$);病区玉米中甲硫氨酸和胱氨酸显著低于非病区。因此,如病区无其他充足副食,病区人群必需氨基酸摄入可能不足。有研究显示,病区大米中 7 种氨基酸(天冬氨酸、丝氨酸、缬氨酸、酪氨酸、苯丙

氨酸、赖氨酸、精氨酸)中的缬氨酸、苯丙氨酸、赖氨酸是人体必需氨基酸,而精氨酸是人体半必需氨基酸。因此认为,病区大米缺硒的同时缺乏丝氨酸和苯丙氨酸的概率很大,而组氨酸和谷氨酸在缺硒的同时一般不会缺乏。对于胰腺内分泌功能的改变,周翔测定了克山病患者糖耐量,曲线多数不正常、偏高或下降迟延。M. P. Richards 测定了克山病区患儿血清胰岛素的水平发现明显低于非病区儿童的水平。克山病重病区四川省西昌市黄水乡,与之相邻的非病区黄联乡检测患者与居民血浆氨基酸水平,结果并未显示此差异。除血浆胱氨酸偏低之外,只相当于西昌市居民的 65%,含硫氨基酸在病区营养调查中显示摄入不足,但是尚未构成匮乏,处于临界缺乏状态。

潜在型克山病患者血清中游离脂肪酸的含量显著高于病区正常人的,表明潜在型克山病患者脂肪酸代谢可能发生改变。潜在型和病区正常人血清中脂肪酸的含量均在正常范围(正常值在 $150 \sim 650 \ \mu Eq/L$),但均在正常范围低限。云南省楚雄彝族自治州综合考察报道也显示,潜在型克山病儿童血浆中游离脂肪酸含量比非病区正常人中的高 48.49%。

克山病病区玉米中的 α -生育酚、硒含量显著低于非病区玉米中的,且 α -生育酚与硒水平存在显著正相关。病区居民红细胞的硒含量和谷胱甘肽氧化物酶(GSH - Px)活性均显著低于非病区居民红细胞的硒含量和 GSH - Px 值。克山病病区低硒居民血浆 TXA_2、血小板 TXA_2 生成和聚集性高于非病区的,血小板形态异常,说明病区居民血小板处于潜在的活化状态。低硒儿童谷胱甘肽过氧化物酶活性及蛋白水平均低于非低硒儿童的水平,提示缺硒使谷胱甘肽过氧化物酶活性下降,蛋白水平降低。急型克山病和潜在型克山病女性血糖测量值均在正常值范围之内。

观察山东省慢型、潜在型克山病患者的临床特点和血管内皮功能,检测慢型、潜在型克山病患者及病区健康人血清内皮素、一氧化氮、一氧化氮合酶、诱导型一氧化氮合酶及结构型一氧化氮合酶含量及活性显示,克山病患者血清内皮素水平明显高于病区健康人的水平,且心功能越差,ET 升高越明显;此外,一氧化氮、一氧化氮合酶、诱导型一氧化氮合酶及结构型一氧化氮合酶含量也均明显高于病区健康人的含量,慢型克山病患者的含量高于潜在型克山病患者的含量。因此,血清内皮素、一氧化氮水平的变化可能与克山病的发病机制有关,并且血清内皮素水平、一氧化氮可作为克山病心功能严重程度预测指标。

4.9 克山病的模式动物

心肌是克山病主要损伤的组织,由于心脏的特殊性,很难在人体内系统地研究克山病心肌损伤的病因与发病机制。笔者研究团队曾经从克山病多个环境可疑致病因素构建克山病动物模型,其中以克山病病区的粮食,如玉米、小麦、蔬菜、酱块等喂养大鼠、鸡及猪仔,力图复制克山病疾病模型。

(1)低硒高锰心肌损伤模型:低硒环境是克山病的一个重要的环境危险因素,但并不能完全解释克山病发病过程。于维汉等人从云南省病区儿童发元素连续几年测定结果表明,病区儿童发硒低于非病区,发锰高于非病区儿童。动物实验研究发现,动物体内锰的蓄积能促进硒的排泄,使血清、心肌硒含量及谷胱甘肽过氧化物酶活性降低。基于此,于维汉等人利用合成饲料控制硒锰含量模拟动物心肌损伤模型,探讨蛋白质、维生素 E 对心肌损伤的保护作用。结果表明,饲料中单纯缺硒或富锰,可引起大鼠心肌损伤,饲料中既缺硒又富锰可明显增加心肌坏死的检出率;维生素 E 可降低大鼠心、肝和血中脂质过氧化产物,对心肌损伤有保护作用;饲料中增加蛋白质含量可提高体内氧化应激所需的超氧化物歧化酶活性,可避免造成组织及膜系统的氧化损伤。

(2)病区饲料损伤心肌模型:20 世纪 70 年代我国采用口服亚硒酸钠预防克山病,并得到一定的效果,但硒在克山病中如何发挥保护作用并不清楚。李广元等人为了解硒在预防心肌生化损害中起到的保护机制,通过克山病病区饲料和病区饲料单纯加亚硒酸钠喂养断奶仔猪,比较二者心肌组织呼吸酶——琥珀酸脱氢酶体系和细胞色素氧化体系耗氧情况。结果表明,病区饲料喂养的仔猪心肌未发现明显的组织学变化。经呼吸酶测定,病区饲料的仔猪琥珀酸脱氢酶体系和细胞色素氧化体系耗氧能力明显降低,心肌呼吸酶衰退,即病区饲料喂养的仔猪在心肌组织学变化之前可查出生化损害,能量代谢障碍。单纯在饲料中加亚硒酸钠可防止呼吸衰退,提高耗氧能力。

克山病的病因很多,但仍然不够明确,研究发现病区居民有食用自产发酵黄豆酱的习惯。李少臣等人为探讨克山病病区产玉米饲料和酱块对大鼠骨骼肌、心肌损伤作用,将健康雄性的大鼠随机分成 3 组,每组 10 只,分别以病区玉米、病区玉米加酱块、非病区玉米 3 种饲料喂养;利用高效液相色谱法检测酱块中的黄绿青霉菌毒素和镰刀菌毒素；1～3个月时测定大鼠尾静脉全血GSH-Px活力；6个月时用光镜观察大鼠心肌、骨骼肌病理改变。结果显示，酱块中未检测到真菌毒素；1个月和3个月两次检测GSH-Px活力结果表明，非病区玉米组均高于病区玉米组和病区玉米加酱块组；3组心肌损伤发生率无统计学差异，骨骼肌未发现明显的病理损伤。

陈洁等人用克山病病区粮食和酱块饲养鸡，研究其对鸡骨关节和心脏的影响，所得结论是，克山病区粮食可导致鸡骨关节和心肌出现病理性损伤，克山病病区酱块可能为保护因素。

豚鼠在细胞电生物学特性方面与人类较接近，很多研究心力衰竭的动物实验多采用豚鼠。杜晓阳等人采用异丙肾上腺素（1 mg/kg）对豚鼠皮下注射，构建慢性心肌衰竭动物模型。结果发现，豚鼠心肌病变组织学特点为反复多发性心肌灶状坏死，与克山病类似，为治疗缺血性心肌损伤的动物药效试验提供了参考。

任宏造等人为了从动物实验上来研究病区粮和微量元素硒在克山病发病中的作用，以克山病病区粮和非病区粮饲养动物，12周后，比较两组实验动物体内硒含量，并观察心肌变化情况。在实验进行的第6周对两组动物给予异丙肾上腺素、PlasmoCid饲养，12周后，改变环境的温度来观察其对比影响。测定粮食中硒含量的结果，病区粮的硒含量明显低于非病区粮的硒含量；饲养动物12周后，病区粮组动物的血硒含量明显低于非病区粮组动物的，且两组心肌改变也有差别，见图4-3和图4-4。这说明克山病病区粮内确有引起心肌病变有关的因素，可能与低硒有关。此实验未能复制出近似人的克山病病变的模型。

硒是谷胱甘肽过氧化物酶的活性中心组成成分，病区粮食和人体均处于低硒状态，低硒是克山病的一个发病因素。邱芬等人采用克山病病区低硒粮喂养大鼠，动态观察硒对NADH-细胞色素c还原酶活性的影响，结果发现，病区粮喂养30～60天后心肌硒含量和谷胱甘肽过氧化物酶活性明显下降，补硒可维持心肌硒水平和谷胱甘肽过氧化物酶活性；病区粮喂养30～60天时，心肌线粒体NADH-细胞色素c还原酶活性明显降低；至90天时有所恢复，但仍低于补硒和常备饲料组。因此认为，克山病病区粮喂养大鼠心肌线粒体NADH-细胞色素c还原酶活性下降，补硒起到一定的保护作用。

克山病是地方性心肌病，以心肌损伤为主。为对克山病水土病因提供资料，西安医学院（现西安交通大学医学部）克山病研究室于1974年夏天采用克

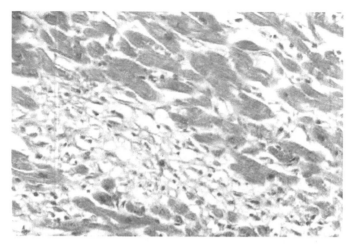

图 4 - 3　左心室心肌细胞胞质内空泡形成,间质纤维细胞成分增多

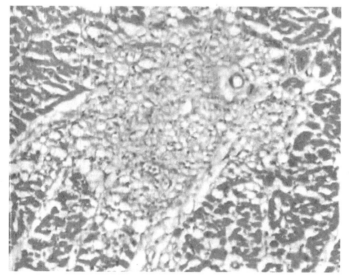

图 4 - 4　左心室心肌间质,灶状单核细胞浸润,心肌细胞变性坏死

山病病区水、粮、菜饲养大白鼠,观察大白鼠心肌形态学改变。将 60 只幼年大白鼠随机分到病区水粮组、非病区水粮组和常备饲料组,饲养 3 个月处死。大白鼠饲养期间观察不同饲料喂养大白鼠的一般发育和繁殖情况,病区水粮喂养的大白鼠发育和繁殖均较差。观察各组动物心肌病变组织形态学变化,各组均有部分动物出现心肌小灶状坏死,早期瘢痕灶,病区水粮组实验动物的心肌病

检出率较高。

哈尔滨医科大学克山病研究所苏引等人为了探讨克山病病区粮、菜对动物的生长和心肌的作用,并试图复制动物模型,于 1973 年 12 月—1975 年 12 月间采用克山病病区和非病区产出的粮、菜,饲养 8 批大白鼠进行对比实验观察,结果如下。①一般情况:实验初,病区与非病区饲料组动物平均体重相同;在饲养观察中,多数病区组大白鼠生长迟缓,状态不良(不活泼,出现眼病、战栗及对牵拉因子耐受力差等),体重增长显著低于非病区饲料组。在饲料中补充大豆后对病区饲料组动物生长有促进作用。②心肌病理形态表现:病区组心肌坏死检出率明显高于非病区饲料组,病灶境界较清楚、大小不等。③心脏、胸腺和褐脂的重量:肉眼可见,病区组鼠心脏呈扩张状态,横径较大,镜检可见心肌细胞水肿和心肌纤维肥大。称量心脏重量发现多数病区组鼠心脏相对重量高于非病区组。发现有的病区饲料组鼠胸腺和褐脂的重量明显低于非病区饲料组鼠。病区粮、菜中存在致动物心肌坏死和影响生长的因子。改善实验饲料,可在一定程度上预防病区饲料对动物的不良作用,为在病区进行膳食改善取得明显防病效果提供了实验依据。此外,哈尔滨医科大学克山病研究所研究了病区组和非病区组鼠对减压缺氧负荷的反应,结果显示,两组经受同一强度的减压缺氧条件后,病区组鼠心率减慢程度较明显,部分鼠出现 ST 段改变及心肌坏死。

张家口医学院克山病研究协助组用克山病区与非病区粮、菜长期饲养 14 只犬,对血、毛、心肌等组织中硒、镁、钙、钾、铬、锌、锰等元素含量分析,对比观察了心脏功能、代谢及形态学变化,发现病区组犬体内低硒,心肌隐性低铬,机体隐性低钙趋势。这些因素可能为心肌线粒体肿胀、液化性变、血流动力学的潜在弱点和心肌易伤性提供基础。

文献报道,克山病的发生与镰刀菌毒素中毒有关。日本学者认为,克山病发病与膳食低蛋白有关。刘红等人基于以上观点,通过人工合成饲料喂养动物建立低硒低蛋白条件下 T-2 毒素感染的大鼠实验动物模型,观察其对大鼠体内过氧化代谢的影响,检测了大鼠血清中脂质过氧化物水平和全血中谷胱甘肽过氧化物酶活性。结果显示,低硒低蛋白加 T-2 毒素使脂质过氧化物水平明显升高,而非低硒低蛋白加 T-2 毒素使脂质过氧化物水平有升高趋势,但不明显。低硒低蛋白组大鼠全血谷胱甘肽过氧化物酶明显低于常硒组。因此进一步说明降低蛋白水平,使抗氧化酶活力下降,导致大鼠抗氧化能力降低,T-2

毒素进一步削弱大鼠机体的抗氧能力,而加硒保护的情况下抗氧化能力可得到一定的恢复[5]。

根据克山病病区粮饲养的动物心肌对缺氧缺血等因素比较敏感,以及功能代谢与形态变化之间的关系,杨福愉等人推测心肌坏死发生之前可能有一定的心肌代谢障碍过程。因此,通过克山病病区粮食饲养动物研究心肌中的氧化酶——琥珀酸脱氢酶及细胞色素 c 氧化酶。结果表现为,在初期阶段表现为酶活性降低,继而活性明显升高;在实验后期酶活性又降到正常水平以下,以细胞色素 c 氧化酶的变化尤为明显。因此认为,克山病病区粮食对于动物心肌代谢影响明显,推测这些心肌氧化酶活性的变化对动物心肌坏死的发生有一定影响。

克山病生物地球化学病因研究取得了一定的成就。通过大面积的生态环境研究发现,微量元素硒含量低,其次是锌等元素含量低,而锌对维持生物膜结构和功能有着重要意义。康保安等人以克山病病区与非病区粮饲养大鼠 8 周,示踪^{65}Zn 实验,观察 2 天和 7 天时血液、心、肝、脾、肾、肌肉及骨骼对^{65}Zn 的吸收情况。结果显示,病区粮组大鼠在两次观察时间,各种组织脏器对^{65}Zn 的吸收率均高于非病区组,其中以肝、肾、心脏和肌肉的差异尤为明显。认为病区粮能造成大鼠体内锌不足或缺乏。

曾报道,亚急型克山病患者心肌线粒体结构与功能呈现广泛的、明显的异常与损伤。杨福愉等人采用半合成低硒饲料、克山病病区粮与病区粮补硒分别喂养大白鼠和豚鼠,观察其对动物心肌线粒体的功能与超微结构的影响。动物实验结果表明,半合成低硒饲料并未引起心肌线粒体超微结构与内膜氧化磷酸化功能的明显变化;克山病病区粮能引起心肌线粒体超微结构与能量转换功能明显的异常;而与克山病患者心肌线粒体损伤的程度比较有差距,病区粮补硒能明显减轻线粒体异常。因此认为,低硒是克山病发病的一个重要条件,补硒对克山病有预防作用。

4.10　克山病的治疗与预防

(1)克山病的治疗:克山病应采用综合治疗。抢救心源性休克,控制心力衰竭和纠正心律失常等。尽可能做到"三早",即早发现、早诊断、早治疗。

1)急型克山病的治疗:包括以下几方面。

⊙一般处理:卧床休息,保持安静。急性肺水肿患者取半卧位或坐位,两腿下垂,使下肢静脉血回流减少。鼻导管或面罩给氧,保证气道通畅,增加吸氧浓度,如果无效,有条件可行气管内插管。

⊙大剂量维生素 C 静脉注射:维生素 C 首次剂量可用 5～10 g,24 小时总量可达 15～30 g。一般可应用一周左右。小儿用量每次 3～5 g。休克再发生时可重复应用。1960 年首次应用大剂量维生素 C 静脉注射治疗克山病心源性休克取得显著效果[6]。

⊙冬眠疗法:冬眠疗法适用于频繁呕吐、烦躁不安者。用药后由于机体代谢率减低,心肌氧耗减少,有利于心功能恢复。成人用氯丙嗪 50 mg 肌注(小儿用量 1～2 mg/kg),或用氯丙嗪 25 mg、异丙嗪 25 mg、哌替啶 50 mg 肌注或静脉滴注(intravenous drip)。频繁呕吐尚可用甲氧氯普胺,并纠正酸碱平衡及电解质紊乱。地西泮亦可应用。注意充分供氧。

⊙血管活性药物应用:对低血压或休克患者应用维生素 C 和补充血容量后血压仍未回升时,可应用血管活性药物如多巴胺、间羟胺和去甲肾上腺素等。

⊙强心药:急型、亚急型有心力衰竭者,宜用快速洋地黄制剂如毛花苷 C 0.4 mg 或毒毛花苷 K 0.25 mg 稀释后静脉注射。对于伴有急性肺水肿患者,除了一般处理外,还应立即给予:①吗啡,10～20 mg 静脉注射,也可皮下或肌内注射(注意禁忌证);②利尿剂,选用速效利尿剂如呋塞米 40 mg 静脉注射;③硝酸甘油,0.3～0.6 mg 舌下含化,或 10 μg/min 静脉点滴开始,根据血压调整。

2)慢型克山病的治疗:慢型克山病的基本治疗原则是去除心力衰竭诱发因素,调整生活方式,控制体力活动,及时合理药物治疗。治疗主要控制心力衰竭和心律失常,并防止感染、过劳、受寒等诱因,以免加重心脏负担。强心药一般选用地高辛口服,利尿剂适用于有水肿者,可间断或每日口服双氢氯噻嗪、螺内酯和呋塞米等。血管扩张剂可用于上述治疗效果不佳者,尤适用于顽固性心力衰竭(refractory heart failure),可选用硝酸异山梨醇、哌唑嗪、肼屈嗪、酚妥拉明、卡托普利、硝普钠等。此外,亦可选用多巴胺、多马酚丁胺、氨力农等非洋地黄强心剂。

3)亚急型克山病的治疗:亚急型克山病的临床表现以充血性心力衰竭为

主,少数伴有心源性休克。充血性心力衰竭的治疗方法同慢型克山病的方法,根据病情可选用亚冬眠药物或镇静药。并存心源性休克者,按急型治疗。

4)潜在型克山病的治疗:消除或避免诱发因素,注意劳逸结合及合理营养,定期随访复查,对于由其他类型演变的患者,可给予血管紧张素转化酶抑制剂(angiotensin converting enzyme inhibitors,ACEI)或血管紧张素Ⅱ受体拮抗剂(angiotensin Ⅱ receptor antagonists)、β受体阻滞剂等治疗。

克山病死亡率和病死率逐年下降,已降至历史最低水平,急型、亚急型克山病只要救治及时,可完全恢复健康。慢型克山病坚持长期治疗,可明显延长患者生存期,提高生活质量。

(2)克山病的预防:在病区建立和健全防治机构,培训农村医师,进行常年综合预防。脱贫致富,提高生活水平,乃是最根本的预防对策。

1)综合性预防措施:对克山病流行和发生的多种环境危险因素,开展“三早”(早发现、早诊断、早治疗)、“两改”(改单一饮食和偏食以改善和平衡因营养成分、改良水质)、“一防”(防诱因)为主的综合性预防措施。采用搬迁、改善居住条件和环境,讲究个人卫生,妥善保管和预防粮食发霉、污染和改善高危人群如孕妇及儿童营养,补充加强微量元素及蛋白质。

2)流行区推广预防性服药:采用硒酸钠作为预防性服药,依据病区人群低硒程度,参照人群正常硒摄入量范围,给予适宜剂量的有机硒或无机硒,可有效降低克山病新发病例。补硒期间应定期监测人群体内硒水平,避免硒摄入量不足或过量中毒。西安医学院(现西安交通大学医学部)克山病研究室报道了1965 年以来应用亚硒酸钠预防克山病急性发病情况,并结合其他单位报道时预防效果进行了讨论,认为亚硒酸钠预防克山病急性发病的效果是明显的,并认为补硒预防可作为一个行之有效的预防措施在克山病重发病地区扩大应用,以期减少发病和死亡。此外,有文献报道,四川省凉山彝族自治州曾通过在病区供应含 7～14 mg/kg 亚硒酸钠的硒碘盐来观察克山病病情及进行硒水平监测,结果显示食盐中强化硒可以纠正人群硒营养缺乏的状态,达到预防控制亚急型克山病的目的。农村使用含硒液浸过的种子种植。植物根部施加含硒肥料以提高农作物中含硒量。

20 世纪 80 年代初,中共中央地方病防治领导小组提出“防病治病与治穷致富相结合”的方针。各地在防治实践中,充分发动群众,依靠群众,积极发展生产,大抓多种经营,同时落实各项防治措施。

在相当长的时期内,克山病防治仍是一个重要的公共卫生问题,需要从监测、防治、科学研究等方面加大力度,采取科学有效措施,为长期防控克山病继续做出不懈的努力。

主要参考文献

[1] 于维汉.克山病 100 年:回顾与展望[J].中国地方病学杂志,2004,23(5): 395 - 396.

[2] 朱延河,牛小麟.克山病病因的研究进展[J].国外医学:医学地理分册, 2009,30(4):205 - 207.

[3] 杨福愉,林治焕,李生广,等.克山病是一种"心肌线粒体病(Mitochondrial Cardiomyopathy)"[J].实验生物学报,1987,20(4):473 - 480.

[4] 相有章,刘芳芳,王秀红,等.克山病患者全基因表达谱与生物标志物的研究[J].中国地方病杂志,2011,30:253 - 254.

[5] 李广生.低硒及相关因素与克山病:蛋白质营养与克山病[M].吉林:吉林科学技术出版社,1997.

[6] 王世臣.思维方式的变革与大剂量维生素 C 疗法的创立:纪念克山病发现 60 周年暨大剂量维生素 C 疗法创立 35 周年[J].地方病通报,1996,11(2): 6 - 9.

(谭武红　何淑兰　苏晓慧　王盼　周冰)

第5章
地方性氟中毒的生物学基础与应用

5.1 地方性氟中毒概述

地方性氟中毒(endemic fluorosis),简称"地氟病",是在特定的地理环境中,发生的一种生物地球化学性疾病。它是在自然条件下,人们长期生活在高氟环境中,通过水、空气或食物等介质,摄入过量氟而导致的全身慢性蓄积性中毒。轻者牙齿变质损坏形成氟斑牙,重者可患氟骨症,长期腰腿疼痛,甚至骨质损坏变形而致残。氟同时也作用于软组织,从而对神经、肌肉、泌尿、内分泌等系统产生损害以及影响某些酶的代谢。

(1)地方性氟中毒的历史:地方性氟中毒在我国流行久远。我国考古学的资料证实,山西省阳高县古城乡许家窑村发现,约10万年以前,在旧石器时期的人类化石中有5个人牙齿的牙面上都有黄褐色色素沉着和点状凹陷缺损,是典型的氟斑牙;1977年中国科学院考古研究所在内蒙古自治区赤峰市敖汉旗大甸子乡发掘的距今近4000年前的夏代人的骨骼中看到类似氟骨症的病变。这些材料证明,地方性氟中毒在我国早已存在。我国古代学者也注意到了这一疾病的存在,如魏晋时代嵇康(224—263)著的《养生论》中就有"齿居晋而黄"的记载。

国外在19世纪后期开始有记载,如1888年,A. Kuhn记述的墨西哥久兰戈家庭中的"黑牙齿"。1901年,J. M. Eager发现从那波利附近迁到美国的移民有斑釉症,称为"Centillionths"。1916年,G. V. Black报道了美国洛杉矶山区居民带有黄褐色色素牙齿的病理解剖观察,被认为是一种牙釉质损伤的首次病理报道。同年,F. S. McKay和G. V. Black详细报道了美国Colorado温泉附近地方性斑釉症的流行病学调查的结果,认为是由存在于饮水中的微量物质引起。1931年,H. V. Churchill用光谱分析法分析了斑釉患病区的水样氟含量过高,并复制出了动物模型,从而明确了斑釉症的原因。M. T. Dean 将斑釉称为牙齿氟中毒/氟斑牙(dental fluorosis),并提出了七级分类法。1932 年,丹麦的 N. Holler 和 S. K. Gudjonsson 报道了冰晶石作业工人的氟骨症。1937 年,K. Roholm 详细描述了这种改变,称之为氟骨症(skeletal fluorosis)。1937 年,H. E. Shortt 首次报道了印度孟德拉斯邦的地方性氟骨症。

(2)国内外地方性氟中毒的流行情况:从 20 世纪 30 年代开始,世界各国学者对地方性氟中毒进行了大量调查研究工作。氟中毒在世界范围内分布很广,在五大洲的 50 多个国家有不同程度的流行,如亚洲的印度、中国、朝鲜、日本、斯里兰卡、缅甸、泰国、越南、土耳其等,但分布面广、病情比较严重的还是印度和中国;欧洲的保加利亚、俄罗斯、白俄罗斯、西班牙、奥地利、英国、意大利等都有不同程度的流行;在非洲北部的摩洛哥、阿尔及利亚、突尼斯、埃及等;美洲的美国(亚利桑那州水氟含量最高达 8.0 mg/L,新泽西州的水氟含量高达 20 mg/L,是西半球水氟含量最高的)、阿根廷、玻利维亚、厄瓜多尔等;另有大洋洲的澳大利亚等。我国地方性氟中毒的报道开始于 1930 年,M. H. Anderson、R. E. Taylor 等人先后报道了北京市、天津市等地的氟斑牙调查资料。1935 年周大成调查了辽宁省的汤岗子镇、熊岳镇、兴城市等温泉地区的氟斑牙情况。20 世纪 50 年代启真道、江惠真等人报道了贵州省和北京市小汤山饮水含氟量与氟斑牙患病率的相关资料。从 20 世纪 60 年代初以来,我国许多学者做了大量调查研究工作,特别是从 1979 年以来在中央地方病防治领导小组领导下,开展了有组织、有计划地防治研究和流行病学调查工作,截至 1985 年底已基本查清了我国地方性氟中毒的分布范围、病区类型。迄今调查的资料表明,地方性氟中毒在我国分布面广,除了上海市、香港特别行政区、澳门特别行政区、台湾省外,在 30 个省、自治区、直辖市均有地方性氟中毒流行;全国大约有 1308 个病区县,受威胁人口达 1.2 亿;病区类型复杂,有饮水型(the type of drinking-water)、燃煤污染型(the type of burning coal pollution)、饮茶型(the type of drinking tea)等。其中,以饮水型氟中毒病区为主。在四川省、重庆市、贵州省、湖南省、湖北省、陕西省、云南省等地由于收获季节多雨,居民用含氟高的煤烘烤粮食及食品(如贵州省、云南省、湖北省及陕西省南部地区)。受烘烤的食品、粮食及室内空气受高氟污染形成燃煤污染型氟中毒病区。在四川省、西藏自治区、内蒙古自治区、甘肃省、青海省、云南省等有饮砖茶习惯的少数民族地区存在饮茶型氟中毒病区。我国北方病区往往有来自邻近的地势高的高氟补给来源,在降水条件下经地表或地下径流自高向低处淋溶土壤或岩石中的氟,水中的氟随地热径流并沿途蒸发浓缩,地势越低洼,氟含量越高,形成高氟区。全国有氟斑牙患者 4500 多万,氟骨症患者 270 多万,病情严重。

(3)地方性氟中毒的病区形成:包括以下几方面。

1)在气候干燥或相对干燥,降雨量低于蒸发量的地区,地层中的氟经蒸腾并富集于地表中形成氟水病区。

2)火山、温泉地区多为高氟区。火山爆发时从地球深处把大量氟携带到地表。火山灰含氟的质量分数是 $1.6 \times 10^{-4} \sim 2.9 \times 10^{-3}$。温泉水具有较高的温度,或溶解地表氟,致使温泉水几乎都是高氟。

3)富氟矿区的含氟岩石及矿物风化后可增高土壤含氟量,或溶于流经的水中形成高氟水病区。

5.2　地方性氟中毒的流行病学特征

(1)我国地方性氟中毒的地域分布特征:根据氟的来源和摄氟途径不同,我国将地方性氟中毒分为 3 大类。

1)饮水型氟中毒(drinking - water fluorosis)(长期饮用高氟水):该型氟中毒分布在除上海市、香港特别行政区、澳门特别行政区、台湾省外的所有省(自治区、直辖市),是病区分布最广、患病人数最多的一型。我国饮水型氟中毒病区主要分布在淮河—秦岭—昆仑山以北的广大地区。其中饮水含氟量在 $1.1 \sim 2.0$ mg/L 的占 63%,$2.1 \sim 4.0$ mg/L 的占 27.5%,4.1 mg/L 及以上的占 9.5%。一些调查表明,在饮水型氟中毒病区,居民的病情与水氟浓度呈正相关。

◉浅层潜水高氟区:在我国分布于长白山以西,长江以北的广大区域内,包括东北西部平原、华北平原、西北干旱盆地与华东、中原的部分地区及新疆维吾尔自治区、青海省、西藏自治区的部分地区。这些地区连成带状,从黑龙江省西部起,经吉林省白城市,辽宁省朝阳市,内蒙古自治区赤峰市,河北省怀来县、阳原县,山西省大同市、稷山县、运城市,陕西省榆林市、定边县,宁夏回族自治区盐池县、同心县、灵武市,甘肃省的河西走廊,青海省的柴达木,并延伸到西藏自治区的盐湖乡等,构成由东北向西北、西南的广大病区带。

⊙深层高氟地下水：这类病区分散存在或联结成片，如渤海湾一带，天津市滨海新区（新区中的原塘沽区、原大港区），河北省沧州市，南至山东省德州市，北至辽宁省锦县（现名凌海市）等。天津市 700 m 深的地下水氟含量仍然较高。河南省开封市、宁夏回族自治区同心县等个别地方亦有深层高氟地下水存在。

⊙富氟岩石和富氟矿藏地区：与萤石矿或磷灰石矿或冰晶石矿有直接关系，如辽宁省义县小白庙村，浙江省义乌市、武义县，河南省洛阳市、信阳市，内蒙古自治区赤峰市，山东省烟台市，四川省冕宁县等，云南省昆明市，贵州省贵阳市及新疆维吾尔自治区温宿县、拜城县等地区，全国散在分布。

⊙地热和温泉高氟水地区：地热和温泉水含氟量都很高，在我国从东北到南方沿海地区几乎都有散在分布，如辽宁省汤岗子镇、兴城市、熊岳镇、锦县（现名凌海市）、山由岩满族自治县等，河北省怀来县、遵化市，山东省临沂市，内蒙古自治区宁城县、敖汉旗，陕西省临潼区，新疆维吾尔自治区温泉县，湖北省英山县，广东省丰顺县，福建省龙溪县，西藏自治区左贡县等。病区范围较散在，局限分布在受温泉影响的地区周围。

2）燃煤污染型氟中毒（coal - burning fluorosis）（长期燃用高氟煤）：该型氟中毒是我国独有的病区类型，20 世纪 70 年代后期被确认，主要分布在长江两岸附近及以南的边远山区，重病区集中在云南省、贵州省、四川省三地交界的山区，另外有重庆市东部，鄂西、湘西的山区，北方也有散在发病。目前发现的有云南省、贵州省、四川省、重庆市、湖北省、湖南省、陕西省、河南省、江西省、山西省、广西壮族自治区、浙江省、辽宁省、北京市 14 个省（自治区、直辖市）有不同程度的病区。这类病区形成的主要原因是，居民长期习惯使用含氟高的煤和无排烟道的土炉、灶，污染空气、粮食、蔬菜等主要食物，导致人群总摄氟量升高而致病。据对云南省、贵州省、四川省、湖南省、湖北省、辽宁省等 12 个地区 150 个县 3000 多万人口的调查表明，多数情况下为燃煤（含氟 100～3676 mg/L）污染食物和居室空气所致。

3）饮茶型氟中毒（drinking tea fluorosis）（长期饮用高氟砖茶）：该型氟中毒于 1984 年发现，是近些年才被重视的病区类型。病区主要分布在四川省、青海省、西藏自治区、新疆维吾尔自治区、内蒙古自治区、甘肃省等有饮用砖茶习惯的少数民族地区。由于砖茶多为劣质茶，含氟量很高，长期饮用会引起慢性中毒。据对四川省藏族人群的调查，平均每人每日饮用砖茶 30 g，摄氟量在

3.89～10.18 mg/L。在 1996 年,我国正式提出,存在着第三种氟中毒类型——饮茶型氟中毒。

(2)地方性氟中毒的人群分布特点:地方性氟中毒的人群分布特点与氟对人体的作用机制、机体内蓄积量、生长发育规律、个体易感性及生活习惯等有关。

1)年龄:氟斑牙有明显的年龄特征。乳牙氟斑牙轻。乳牙的钙化始于胚胎期,生后 11 个月内已完全发育成熟。因胎盘起到一定的屏障作用,此期内发育、出生的婴幼儿可有乳牙氟斑牙,但较恒牙氟斑牙轻得多,仅有白垩样改变。恒牙发育期间在高氟病区出生、生活的儿童,可发生恒牙氟斑牙,生成后终身不能消退。恒牙牙胚在胚胎期形成,而牙釉质的钙化除第三磨牙外各牙齿的釉质和牙本质自出生后开始沉积,到 7～8 岁各牙冠发育先后完成,凡在此期间在高氟区出生、生活的儿童,均可受到影响,发生恒牙氟斑牙。恒牙萌出后迁入病区的儿童不再发生氟斑牙。氟骨症主要发生在成年人,患病率随年龄的增加、体内蓄积的氟量升高。重病区发病年龄可提前。

2)性别:氟斑牙基本无性别差异,氟骨症在一般情况下亦无性别差异,但在有些情况下,有的地区存在女性多于男性的现象,特别是重症氟骨症患者女性较多,这与女性的生育次数、室内活动时间长短有关,特别在燃煤污染型病区,女性骨质疏松、软化型多见,男性氟骨症硬化型较多见。

3)病区居住年限:氟斑牙与在病区出生及生活的年龄有关,恒牙萌出后迁入病区的儿童基本不受影响。氟骨症与在病区居住年限有关,因为居住时间越长,接触高氟环境的时间就越长,氟在身体内的蓄积就越多,就越容易患氟骨症。

(3)影响氟中毒流行的因素:包括以下几方面。

1)摄氟量:在饮水型病区,当饮水氟含量在 1.5 mg/L 以下时,氟斑牙患病率不明显;当饮水氟含量在 1.5～3.0 mg/L 时,随饮水氟含量升高而呈直线升高,与氟斑牙患病率呈正相关;当饮水氟含量在 3.0 mg/L 以上时,氟斑牙患病率达 80%～90%;当饮水氟含量在 4.0 mg/L 以上时,氟斑牙患病率接近 100%。在燃煤污染型病区,人均日总摄氟量在 4.0 mg 以上时儿童氟斑牙患病率达 95%以上,氟斑牙患病率反映的剂量范围较窄。有研究显示,水氟浓度或总摄氟量与氟斑牙患病率的关系呈"S"形曲线相关。多数资料报道,氟骨症患病率与饮水氟含量或摄氟量呈直线相关。多数资料指出,饮水氟含量在3.0 mg/L以上时可出现氟骨症,随水氟含量增加呈直线上升,一般认为水氟浓度在3.0～15 mg/L的范围内时与氟骨症患病率呈直线相关。

2)营养条件:有资料报道,在摄氟量相同的条件下,营养缺乏的病区或动物实验低蛋白、低钙的条件下发病率高。蛋白质、钙和维生素类(维生素 C、维生素 B_1、维生素 B_2、维生素 D 等)有抗氟保护机体的作用,尤其是维生素 C 有促进氟从机体排出的作用[1]。

3)饮水中的化学成分及硬度:饮水型氟中毒的病区在水氟含量相同的情况下,因化学成分和水的硬度不同,患病率可有很大的差异。钙和镁可影响氟在肠道中的吸收,镁在骨骼能与氟磷灰石结晶中的氟结合形成比氟磷灰石溶解度高几十倍的化合物,可促进氟从体内排出。另外,饮水中酸碱度对氟中毒也有影响,碱度增强可使氟的活性增强,有利于氟的吸收和增强氟的毒性。

4)抗氟元素:钙、镁、铝均能影响氟在肠道内的吸收,尤其是铝盐的作用更为显著,可以降低氟吸收量的30％～40％,使骨氟蓄积量下降。还有些微量元素,如硼、锌、硒、铜、钼、铁等,可促进氟由体内排出,或增强某些酶的活性,提高机体抗氧化能力,降低氟的毒性[2]。

5)生活、饮食习惯:生活、饮食习惯与地方性氟中毒,特别是燃煤污染型地方性氟中毒的关系非常密切。这些病区的居民习惯使用无排烟道的炉灶,或敞烧、堆火燃煤取暖、做饭、烘烤玉米或其他食物,使空气和食物受到严重的氟污染,引起地方性氟中毒。这些病区居民以玉米为主食,食用前又不淘洗,增加了人体摄氟量。有些少数民族地区有嗜饮砖茶习惯,有些砖茶含氟量很高,长期饮用引起慢性氟中毒。

6)个体差异:氟中毒与个体的生理、敏感性、健康条件有关。如儿童及孕妇,营养状况差,免疫力低下易患病或使病情加重。

(4)地方性氟中毒病区程度的划分:包括轻病区、中等病区和重病区。

1)轻病区:当地出生成长的8～12岁儿童氟斑牙患病率大于30％,X 线检查证实无氟骨症或出现轻度氟骨症患者;饮水含氟量大于3.0 mg/L 或总摄氟量大于3.5 mg。

2)中等病区:缺损型氟斑牙患病率大于20％,经 X 线证实出现中度氟骨症患者;重度氟骨症患者小于2％;饮水含氟量大于3.0 mg/L 或总摄氟量大于5.0 mg。

3)重病区：缺损型氟斑牙患病率大于40％,经 X 线证实重度氟骨症患者大于2％;饮水含氟量大于3.0 mg/L 或总摄氟量大于7.0 mg,当环境含氟量与病情不符合时,以病情为准[3]。

5.3 地方性氟中毒的临床表现与诊断

(1)氟斑牙的临床表现、诊断及鉴别诊断:叙述如下。

1)氟斑牙的临床表现:包括以下几方面。

⊙釉质光泽度改变:釉质失去光泽,不透明,可见白垩样(似粉笔样)线条、斑点、斑块,白垩样改变也可布满整个牙面,称为白垩型氟斑牙。

⊙釉质着色:釉质出现不同程度的颜色改变,呈浅黄色、黄褐色乃至深褐色或黑色。着色范围可由细小斑点、条纹、斑块,直至布满大部分牙面,称为着色型氟斑牙。

⊙釉质缺损:釉质缺损程度不一,可表现为釉面小凹痕,较大凹窝,以至浅层釉质较大面积剥脱,或涉及整个牙面。缺损可仅限于釉质表层,或深及牙本质,以致牙齿断裂、牙体外形不整,称为缺损型氟斑牙。

氟斑牙最早出现于切齿,犬齿也易发生,其他牙齿均可受累。光洁雪白的牙齿失去正常的光泽而呈白垩状,并且出现坚固的浅黄色、褐色、黑色的色素沉着;坚硬耐磨的牙齿变脆变酥,凹凸不平,甚至掉渣脱落,给人一种未老先衰的容貌。氟斑牙形成以后终生不能消退,不仅影响美容,也影响咀嚼食物,妨碍消化。

2)氟斑牙的诊断:有明确的牙发育期间摄氟过量病史,结合临床检查,按照氟牙症诊检查方法,具有以下一项,可诊断为氟斑牙。

⊙白垩样变:牙表面部分或全部失去光泽,出现不透明的云雾状或粗糙似粉笔样的条纹、斑点、斑块,或整个牙面呈白色粉笔样改变。

⊙釉质着色:牙表面出现点、片状浅黄褐色、黄褐色、深褐色病变,重者呈黑褐色,着色不能被刮除。

⊙釉质缺损:牙釉质破坏、脱落,牙面出现点状甚至地图样凹坑。缺损呈浅蜂窝状,深度仅限于釉质层,严重者釉质大片缺失。

3)氟斑牙的检查方法及分度:叙述如下。

⊙检查方法:①检查时,需光线充足,清洁牙的唇颊面,使牙面保持洁净、干燥。②检查每个牙唇颊面牙釉质损害状况后,选择2颗病损最重的牙,依其釉面损害程度逐个进行氟斑牙分度诊断,若被选的2颗牙受损程度不同,则以受损程度较轻的氟斑牙诊断,代表受检者的氟斑牙诊断分度。③乳牙、恒牙氟斑牙应分开记录,乳牙、恒牙同时存在时只查恒牙氟斑牙。④检查部位为牙的唇颊面。

⊙分度:包括下列几方面。①正常:釉质呈半透明乳白色,表面光滑,有光泽。②可疑:釉质的透明度与正常釉质比有轻度改变,可从少数白纹到偶有白色斑点,既不能确诊为极轻氟牙症又不能确诊为正常牙。③极轻:细小的白色条纹或似纸样的白色不透明区不规则地分布在牙面上,且不超过牙面的1/4。常见于前磨牙和第二磨牙的牙尖顶部,呈1~2 mm的白色不透明区。④轻度:白垩色不透明区超过患牙牙面的1/4,甚至累及整个牙面,牙无光泽。牙面的某些部位显露磨耗现象,上颌前牙有时可见模糊着色。⑤中度:白垩色不透明区遍及整个牙面,并且在唇颊面有微小的独立的窝状缺损。牙可有明显的磨损,但牙形态无明显改变,常见棕色着色。⑥重度:牙釉质表面严重受累,明显发育不全,袖质缺损出现融合,呈带状或片状,甚至影响牙的正常形态。牙面有广泛着色,其颜色可自棕色至接近黑色不等,牙常呈侵蚀样外观。

4)氟斑牙的鉴别诊断:包括以下几方面。

⊙釉质发育不全:在牙发育矿化时期,因营养缺乏、内分泌失调或婴儿及母体发生高热性疾病导致的釉质发育障碍。釉质表面形成带状或窝状凹陷是本病的主要特点。凹陷处常有棕色着色。诊断要点:本症发生在同一时期形成和萌出的牙。探诊时,缺陷处表面光滑、质地坚硬,而未被累及的牙釉质的色泽及透明度均正常。

⊙四环素牙:在牙齿发育矿化期间若使用四环素类药物,四环素类药物与牙本质形成四环素钙正磷酸盐复合物而使牙弥漫性着色。颜色从淡的灰色、黄色或者黄褐色,直至更深的灰色、黄色或棕色。牙釉质正常。

⊙牙外源性染色:一般为沉积于牙冠表面的牙菌斑、牙石、软垢及色素、烟渍、茶渍等,常常是牙齿的舌面比唇颊面重,下颌牙较上颌牙重。仔细观察可见其附着在牙面上,外力可以除去。

⊙龋齿:牙齿在外界因素影响下,牙齿的牙釉质、牙本质或牙骨质发生的一种进行性破坏的疾病。龋病的临床表现:多发生在牙齿的窝沟点隙及邻面,轻者可见棕褐色至棕黑色斑,表面失去光泽,重者可见到龋洞,病变较单一,探诊时龋坏处釉质粗糙,质地较软,被检者主诉对冷、热、酸、甜等刺激较敏感。无病损牙齿釉质是正常的。

(2)氟骨症的临床表现、诊断及鉴别诊断(WS 192—2008):叙述如下。

1)氟骨症的临床表现:包括以下几方面。

⊙骨和关节疼痛症状:颈、腰和四肢大关节持续性休息痛,不受季节、气候变化影响,可伴有肢体抽搐、麻木和关节晨僵。

⊙肢体变形和运动功能障碍体征:①颈部活动受限——前屈、后伸、左右旋转受限。②上肢活动受限——肘关节屈曲时,屈肘中指不能触及同侧肩峰,经枕后中指不能触及对侧耳廓,经后背中指不能触及对侧肩胛下角,臂上举不到180°。③腰部活动受限——前屈、后伸、左右旋转受限,脊柱变形。④下肢活动受限——腿伸不直,下蹲困难,膝内翻或膝外翻畸形,行走缓慢,甚至瘫痪。

⊙骨和关节 X 线表现:氟骨症的骨和关节 X 线表现可为骨质硬化、骨质疏松、骨质软化、骨转换、骨周软组织骨化和关节退行性改变。

2)氟骨症的诊断及分度标准:氟骨症的诊断原则是,根据流行病学史、临床症状及体征和(或)骨、关节 X 线改变进行诊断。当临床诊断与 X 线诊断不一致时,以 X 线检查结果为准。

⊙临床诊断及分度:①轻度,仅有颈、腰和四肢大关节持续性休息痛症状(3 个以上部位),不受季节、气候变化影响,可伴有肢体抽搐、麻木,关节晨僵,腰部僵硬。②中度,除上述骨和关节疼痛症状外,伴有颈、腰、上肢、下肢关节运动功能障碍体征,生活、劳动能力降低。③重度,有骨和关节疼痛症状并有严重的颈、腰、上肢及下肢关节运动障碍,肢体变形,生活和劳动能力显著降低或丧失,瘫痪。

⊙X 线诊断及分度:①轻度。凡有下列征象之一者可诊断为轻度:骨小梁结构异常,表现为沙砾样或颗粒样骨结构、骨斑;骨小梁变细、稀疏、结构紊乱、模糊;或单纯长骨干骺端硬化带,并有前臂、小腿骨周软组织轻微骨化;桡骨嵴增大、边缘硬化、表面粗糙,前臂或小腿骨间膜骨化呈幼芽破土征。②中度。凡有下列征象之一者可诊断为中度:骨小梁结构明显异常,表现为粗密、细密、粗布样骨小梁或细密骨小梁部分融合；普遍性骨质疏松，并有轻度前臂或小腿骨间膜骨化；四肢骨干骺端骨小梁结构明显紊乱、模糊，在旋前圆肌附着处骨皮质松化；前臂、小腿骨间膜或骨盆等肌腱、韧带附着处明显骨化。③重度。凡有下列征象之一者可诊断为重度：多数骨小梁融合呈象牙质样骨质硬化；明显的骨质疏松或骨质软化并有前臂或小腿骨间膜骨化；破毯样骨小梁或棉絮样骨结构、皮质骨松化、密度增高伴骨变形；多个大关节严重退行性改变、畸形并骨周软组织明显骨化。地方性氟骨症 X 线征象和分度参见表 5-1。

表 5-1　地方性氟骨症 X 线征象和分度

X 线征象	轻度	中度	重度
骨质硬化	沙砾样骨结构 颗粒样骨结构 骨斑	粗密骨小梁 细密骨小梁 粗布样骨小梁 细密骨小梁部分融合 粗骨征	普遍粗密骨小梁融合 普遍细密骨小梁融合 特别粗大稀少骨小梁 髂骨鱼鳞样骨小梁 粗网状骨小梁 象牙质样骨硬化
骨质疏松 骨质软化	骨小梁变细、稀疏、结构紊乱、模糊	普遍性骨质疏松 并有轻度前臂或小腿骨间膜骨化	骺下疏松带 干骺端毛刷状征 椎体双框征 假骨折线（Looser 氏带） 椎体双凹变形加硬化 骨盆或四肢骨弯曲变形
混合改变 （骨转换）	长骨干骺端硬化带并有前臂、小腿骨周软组织轻微骨化	四肢骨干骺端骨小梁结构明显紊乱、模糊 在旋前圆肌附着处骨皮质松化	皮质骨松化 松质骨均匀硬化 棉絮样骨结构 破毯样骨小梁 骨盆密度既显增高又显软化变形

X 线征象	轻度	中度	重度
骨周、关节改变	桡骨嵴增大、边缘硬化、表面粗糙 前臂或小腿骨间膜骨化呈幼芽破土征	前臂、小腿骨间膜或骨盆周软组织骨化 肘屈伸肌腱骨化	前臂、小腿、骨盆骨同软组织明显骨化 肘屈伸肌腱明显骨化 四肢大关节明显退行性改变、畸形

⊙骨和关节 X 线检查的要求：①病情普查可照前臂正位 X 线片（包括肘关节）。②病情监测或流行病学调查应照前臂（包括肘关节）、小腿（包括膝关节）正位 X 线片。③治疗和预防效果评价除照前臂、小腿正位 X 线片外，还应加照骨盆正位 X 线片。

3）氟骨症的鉴别诊断：包括以下几方面。

⊙骨关节炎：骨关节炎（osteoarthritis）又称骨关节病，为关节软骨的退行性病变，好发年龄在 50 岁以上。病变主要累及远端指间关节和负重关节（膝、髋）。主要症状为关节局部疼痛，活动和负重时加剧，休息后缓解。常见体征为关节肿胀、触痛、活动时弹响或有摩擦音。X 线检查仅见关节间隙狭窄，关节面硬化变形，关节边缘骨赘形成，关节腔内游离体等。地方性氟骨症有病区居住史，全身多个大关节持续性休息痛，伴有肢体抽搐、麻木和晨僵；可出现颈、肩、肘、腰、髋、膝等多个关节运动功能障碍；X 线检查可见骨质、骨周氟骨症征象。

⊙风湿性关节炎：风湿性关节炎（rheumatic arthritis）多发于青少年，发病前有上呼吸道感染史。病变侵犯多个大关节，表现为对称性、游走性、多发性关节红、肿、灼热、疼痛或压痛，活动受限。与气候变化有明显关系，急性期过后关节不留畸形。常伴发心肌炎，抗链球菌溶血素"O"升高。X 线检查骨质和关节无异常所见。地方性氟骨症发病缓慢，无急性过程；骨和关节疼痛不伴红、肿、灼热和压痛，疼痛部位固定，与气候变化无明显关系；骨和关节 X 线检查可有氟骨症征象。

⊙强直性脊柱炎：强直性脊柱炎（ankylosing spondylitis）是一种原因不明的以进行性脊柱强直为主的慢性非特异性炎性疾病。发病年龄在 15～30 岁，

40 岁以后少见。病变主要侵犯骶髂关节,可上行至脊柱,易导致关节骨性强直。早期腰部难以定位的钝痛,剧烈难忍,伴有下腰部僵硬。疼痛晨起尤甚,湿冷环境加重。晚期出现髋关节屈曲挛缩,特征性固定步态。X 线检查骶髂关节为最先发病部位,初期软骨下骨缘模糊,虫噬样破坏,局限性侵蚀硬化,继续发展关节间隙狭窄,骶髂关节融合(骨性强直)。病变累及脊柱时,表现为椎骨普遍性骨质疏松,椎小关节间隙模糊变窄,椎体呈方形,晚期椎间盘和椎旁韧带钙化(骨化),竹节状脊柱。地方性氟骨症多发于 30 岁以上者,无上述典型发病过程;临床表现以多个大关节疼痛和运动障碍,关节纤维性强直为其特点;X 线检查可见骨纹、骨密度异常和前臂、小腿骨间膜等骨周软组织骨化。

◉类风湿关节炎:类风湿关节炎(rheumatoid arthritis)是多系统自身免疫性疾病。主要累及指、掌小关节,多呈对称性。临床表现为关节疼痛,僵硬,周围皮肤发热,逐渐红肿、关节增大,功能受限。晨僵明显,多持续 1 小时以上。关节梭形肿胀、遗留关节畸形及晨僵为突出的特征性表现。X 线检查早期关节周围软组织肿胀,关节端骨疏松,可出现关节软骨下囊样改变或关节边缘骨侵蚀,继续发展出现明显的软骨下囊性破坏,关节间隙狭窄,骨性关节面侵蚀破坏,肌肉萎缩,关节半脱位等畸形。晚期可出现纤维性或骨性强直。地方性氟骨症以全身多个大关节疼痛和肢体功能障碍为主要表现;关节无红肿和发热,偶有短时晨僵,常伴有肢体抽搐、麻木;X 线检查见骨盆等部位骨质硬化、骨质疏松、骨质软化;四肢骨周软组织骨化。

5.4　地方性氟中毒的病理学特征

氟广泛地存在于自然界,在漫长的生物进化过程中,参与了生命活动成为生命体的必需元素之一,适量的氟为人体所必需,但超过一定范围就会造成各种损害及病变,过量氟对生物和人类健康都是有害的。地方性氟中毒是人们长期生活在高氟环境中,通过饮水、空气或食物等介质,摄入过量氟而导致全身慢性蓄积性中毒,主要作用于牙齿、骨骼等硬组织,发生氟斑牙和氟骨症,同时也作用于软组织,损害神经、肌肉、泌尿等系统,影响某些酶的代谢。

(1)氟的性质、分布及用途:叙述如下。

1)氟的性质:氟(fluorine),元素化学符号为 F。在元素周期表中是第 2 周期第Ⅶ类主族卤元素,其原子序数为 9,原子量为 19。常态下氟为无色,厚层时呈浅黄色,具有剧毒和强烈的刺激作用,在空气中很快变成氟化氢。在通常情况下,氟的毒性作用与氟化氢的相似。

氟易溶于有机溶剂,遇水则强烈作用,放出氧气,生成氟化氢,而氟化氢可以任意比例溶于水,氟化氢的水溶液叫氟氢酸。氟氢酸可强烈刺激皮肤引起难以治愈的烧伤。在所有元素中,氟的电负性最强,是化学性质最活泼的一种非金属元素,几乎与所有的元素都能发生作用。因为氟原子特别小,外层电子受到核的吸引力强。氟是最强的氧化剂,可与许多化学元素直接作用,生成简单的化合物、络合物或络离子。有些氟化物的挥发性很强。

因为上述特点决定了氟的化学、地理迁移能力极强,所以氟广泛存在于岩石、土壤、水、空气和动植物体内,最易被人体获得。

2)氟的分布及用途:氟广泛分布于自然界,是生物体必需的微量元素之一。由于自然条件的作用和人类活动的污染,氟可以在某一地区富集,使氟在自然界的分布有很大的差异。氟是自然界中固有的化学物质,它普遍存在于自然环境的各种介质当中,绝大部分以与其他化合物和矿物质牢固结合的形式存在于水、土壤和大气中。

⊙岩石及矿石中的氟:氟存在于各种岩石中,但不同岩石的氟含量不同,同一种岩石在不同地区的氟含量也有差异,不同地质年代各种岩石的氟含量也不尽相同,其含量在 $0.022\%\sim0.09\%$,平均为 0.055%。氟的亲和力及成矿能力很强,地壳中氟矿物有 110 种以上。氟在含氟矿石中存在两种形式:一种以晶体形式存在,如萤石(CaF_2)等;另一种是类质同象形式,如氟化磷灰石等。这些氟矿石的氟含量都很高,其中萤石含氟 $47.81\%\sim48.80\%$。岩石中均含一定量的氟,在风化过程中分离出氟化物经风、水作用,迁移而扩散于自然界。

⊙土壤中的氟:土壤中的氟主要来源于地表岩石及矿石、空气中沉降的氟、工业含氟粉尘或废水的排放、化肥或农药的施用及火山的喷发物。随土壤类型不同氟含量有差异。工业污染、施肥料、含氟农药可增加土壤氟含量。土壤平均氟含量为 200 mg/kg,含氟范围为 $10\sim700$ mg/kg。氟在土壤中的存在形式一般取决于氟的溶解度和土壤的酸碱度,难溶性氟主要以 CaF_2 存在于土壤中;可溶性氟随着土壤的酸碱度而异,在酸性环境中,氟与铝、铁、镁等形成络合物,而在碱性环境中,则多以阴离子的状态存在。

⊙大气中的氟：大气中氟的主要来源是海水的蒸发、火山爆发、工业排放。海水中氟含量比规定的最高允许浓度 0.02 mg/L 高出几十倍。因此，海水的大量蒸发，是大气中的氟含量增高的主要来源。氟在空气中主要以氟化氢 (HF)、四氟化硅 (SiF_4)、氟硅酸 (H_2SiF_6)、氟气或氟粉尘等形式存在。自然条件下大气中氟含量在 0.01 $\mu g/m^3$ 以下，高的在 0.3～0.4 $\mu g/m^3$。工业废气中的氟对大气污染严重，如炼钢、炼铝、磷肥、陶瓷、玻璃、水泥等有关工业生产和燃煤的动力工厂能排放大量氟化物，引起人群或牲畜慢性氟中毒。

⊙水中的氟：水中的氟主要来自岩石及矿石或大气中氟的沉降，天然水中的氟含量波动范围很大，低者在 0.012 mg/L 以下，高者可达 100 mg/L。水中的氟含量受各种自然条件及人为因素的影响很大，氟含量与岩石种类和气候条件有密切关系，如湿润地区，因为岩石分化壳及土壤长时间的强烈淋溶，进入水中的氟很快流失，所以该地区水中氟含量往往是低的。干旱半干旱地区，由于蒸发强烈，水中氟被浓缩而形成高氟。①地面水氟：江河水在 0.01～0.03 mg/L，湿润地区较低，干旱地区较高（1.5～1.6 mg/L），江河水流经含氟高的岩石或矿物地区时，氟含量可高达 3.0～4.0 mg/L；海水的氟含量在 0.03～1.35 mg/L。②地下水氟：随地区和深浅度不同，氟含量不同。南方浅层地下水氟含量低（0.5 mg/L 以下），北方干旱地区浅层地下水氟含量高。深层地下水（隔水层水）一般氟含量较低。但在渤海湾沿岸的一些地区地下水氟含量较高。③泉水：温泉水（水温在 20 ℃ 以上）氟含量普遍较高。据统计，我国热水泉有 2493处，氟含量最高可达 20 mg/L。

⊙植物中的氟：自然界中的植物普遍含有氟，主要来源于空气和土壤。植物从土壤中吸收氟，植物体的氟主要累积在根部，其次是叶片，累积最少的是果实和果壳。氟含量高的植物，如山茶科植物每千克可高达几千毫克；含氟量中等的植物，通常氟含量 100～200 mg/kg；氟含量低的植物，如与人体健康有关的农作物氟含量在 2 mg/kg 以下，蔬菜、水果氟含量在 0.3 mg/kg 以下。

⊙动物体内的氟：动物体内的氟主要来源于食物（动、植物等）、淡水及海水、大气。不同种类动物的体内氟含量是不同的，陆生动物体内氟含量较低，大部分在 0.3～3.6 mg/kg，海生动物氟含量较高，为 1.34～10 mg/kg，个别可高达 28.5 mg/kg。同种动物不同部位氟含量不同，软组织氟含量较低，角质类组织氟含量较高，骨组织和牙齿氟含量最高。环境中水和植物氟含量高时，当地动物体内含量也高,环境中的氟进入动物体内过高时可引起动物发生氟中毒。

⊙人体内的氟:人体内的氟主要来源于饮水、食物和空气,现尚未确定每日摄入量,专家推荐每日可摄取 $1\sim2$ mg 的氟。成年人适合摄入量为 1.5 mg/d,最高耐受摄入量为 3.0 mg/d。$7\sim15$ 岁儿童每日最大安全氟摄入量为 $1.9\sim2.1$ mg。老年人骨钙(补钙产品)流失较多,易发生骨质疏松,注意氟的摄取对身体有益。我国地方性氟中毒病区水氟标准上限为 1.0 mg/L,若以日摄水量 3 L 计算,饮水摄入氟的上限为 3 mg。各种食物都含有不同浓度的氟。植物类食物氟含量与品种、产地、土壤及灌溉用水的氟含量有关,瓜果类含氟较低,即使在氟病区,鲜品氟含量多在 0.5 mg/kg 以下,粮食氟含量相对较高一些,有些地区可超过 1.0 mg/kg。叶类蔬菜氟含量较果实类高。用高氟水灌溉有时可达较高浓度。除奶类氟含量较低外,动物性食物往往高于植物性食物,并且与动物生长环境有关。海产动物食品多数情况下高于陆生动物食品。在动物食品中,富含骨组织及筋腱等部位含氟较高。食盐每千克可含氟数毫克至数十毫克。食物中氟含量最高的为粗制砖茶,氟含量常在 $102\sim103$ mg/kg。习惯饮用此砖茶的居民常通过饮茶摄入过量氟。我国规定大米、面粉、豆类、蔬菜、蛋类氟含量不超过 1.0 mg/kg,水果不超过 0.5 mg/kg。环境或生活中氟污染也可使人体摄入过量氟。

(2)氟在机体中的代谢:叙述如下。

1)机体对氟的吸收:人类生活的环境中,几乎到处都有氟。不同状态的氟化物可随不同介质,经不同途径进入机体而被吸收。其途径主要有几种。

⊙消化道是机体的主要摄氟途径:存在于食物、饮水及其他介质中的氟,可经消化道被机体摄入。机体生理需要的氟主要由消化道摄入,介质氟含量尤其是饮水氟含量对机体摄氟量影响很大,因而在不同介质、不同氟浓度的情况下,消化道摄入的氟可以是生理需要的,也可以是中毒量的。人体长期摄入过量的氟,是地方性氟中毒的主要原因。

⊙呼吸道吸收:气态氟化物、含氟的气体及飘尘,可被吸入肺内,其中的氟经血循环进入机体。一般情况下,空气氟含量甚微,呼吸道摄氟量在机体总摄氟量中所占的比例很小。但是火山灰尘及某些受污染的空气中,含有较高浓度的氟化物,可显著增高机体的呼吸道摄氟量,甚至导致不同程度的中毒。这是职业型或燃煤污染型氟中毒的主要原因。

⊙皮肤及黏膜的吸收：日常生活中氟化氢等气态氟化物或某些氟化物溶液同皮肤、黏膜接触机会甚少，并且氟可同皮肤、黏膜中的蛋白质结合而被阻挡，故实际通过皮肤进入机体的氟含量甚微。

2)氟在机体中蓄积：吸收入血的氟，蓄积在体内因其部位不同其蓄积量也有所差异。

⊙氟在骨骼内的蓄积：氟离子与骨矿物结晶的羟基和重碳酸盐离子进行交换，迅速沉积；在成骨与破骨过程中，存在于晶体表面的离子在重结晶时逐渐进入晶体的内部。在骨骼中各种组成成分如钙、镁、磷等达到稳定状态后，唯有氟仍能继续进入骨组织中。氟主要沉积在骨松质中，正常人骨中氟含量 200～300 mg/kg，最高可达 800 mg/kg 以上。高氟区居民骨氟含量可高达 1000 mg/kg 以上，甚至有 22 100 mg/kg 的。

⊙氟在牙齿内的蓄积：氟在牙齿的蓄积与在骨骼中的基本相似。在牙齿形成时期，矿化期及矿化后期均可进入牙组织。在牙根骨含量最高，其次为牙本质，牙本质中氟含量是牙釉质的 3 倍。牙本质中髓的表面氟含量最高，越向外含量越低，釉质中氟主要聚集在表面，越向内含量越低，外层含量较内层高 5～10 倍。同一个人其牙本质中氟含量比骨中的低 2 倍，因此，可以用脱落的牙本质的氟含量间接地推算骨中的氟含量。

⊙氟在软组织内的蓄积：软组织也可蓄积氟，可出现异位钙化并以皮肤的氟含量最高。

3)氟的排泄：进入机体内的氟有 50% 通过不同的途径以不同的方式被排泄掉。肾脏是氟的主要排泄器官，机体排泄的氟有 75% 是由肾脏排出的。肾脏排氟的速度很快，摄入的氟化物很快就在尿中出现。在摄氟后的最初 4 小时内，尿排氟的速度最快，可排出摄氟量的 20%～30%，其后逐渐下降。事实证明，尿氟含量随摄氟量变化而变化，并且尿氟含量同饮水氟含量间具有良好的线性关系。另外，15% 的氟在肠道内随粪便排出体外；10% 通过汗液、乳汁、毛发指甲、上皮细胞等排泄掉。成年人正常尿氟含量平均为 1.26 mg/L，范围为 0.48～2.9 mg/L。

5.5　地方性氟中毒的病因与发病机制

(1)地方性氟中毒的发病原因：氟是人体所必需的微量元素之一。地方性氟中毒是由于当地岩石、土壤中氟含量过高,造成饮水和食物中氟含量高而引起的。1916 年,G. V. Black 等人首先采用斑釉一词,当时已经知道本病呈地区性分布,并认为其发病与供水中所含的某种物质有关。直到 1931 年,H. V. Churchill 才首先肯定水中氟含量过高为本病的病因。同年,D. Smith 用氟化物对白鼠做实验,证实了氟的致病作用。一般认为,水中氟含量以 1.0 mg/L 左右最为适宜,过低会减弱牙齿对龋病的抵抗力,过高则能出现斑釉症。但最近有日本学者指出,饮水中氟含量在 0.8 mg/L 时,也是不安全的。

机体摄入的氟化物过多是产生氟斑牙的重要原因。饮水中氟化物愈高,则患斑釉症的人越多,患病率也越高,其病变程度也愈严重。但在实际工作中发现水氟含量低的地区也有少数人患有氟斑牙,水氟含量高的地区并非人人都患有氟斑牙,可见氟含量过高并不是造成氟斑牙的唯一原因。个体对氟敏感性的差异、个人饮水消耗量的差别、食物种类及加工方法的不同、生活习惯的不同以及人群营养状况的不同等,都与氟中毒是否发生有关。一些发达国家的资料表明,水中氟含量达到 5.0 mg/L 以上时才出现氟斑牙。动物实验表明,充分的维生素 A、维生素 D 及平衡的钙、磷水平,可保护机体少受氟的损害。在一些有饮砖茶习惯的少数民族地区,生活居住区饮水、土壤、粮食、空气等氟含量正常,因长期饮用高氟砖茶引起的氟中毒,是一种生活习惯病。另外,在燃烧高氟煤的地区,由于敞烧炉、灶使氟污染食物,食用高氟食物而引起的氟中毒[4]。

(2)地方性氟中毒的危害:地方性氟中毒是一种慢性全身性疾病,主要表现在牙齿和骨骼上。氟斑牙是在儿童牙釉质形成期摄入过量的氟而导致的,主要危害 8 岁以下的婴幼儿,引起牙釉质白垩、着色、缺损及严重的磨损,一旦形成,残留终身。对骨骼的损伤则引起氟骨症,主要表现在腰、腿及全身关节麻木、疼痛、骨关节变形,出现弯腰驼背,功能障碍,乃至瘫痪、丧失劳动能力或生活不能自理。氟能直接损伤神经系统或压迫神经,出现相应的症状和体征。地方性氟中毒至今尚无特效疗法,它不仅给患者带来精神上和肉体上的痛苦,而且给家庭带来沉重的经济负担,同时也严重影响病区的经济发展。

(3)地方性氟中毒的发病机制:因为地方性氟中毒的发病机制迄今尚未完全阐明,对非骨相损害的研究还不够充分,所以对地方性氟中毒错综复杂的临床表现,还难以用一个恰当的定义加以概括和命名,只能采用氟斑牙和氟骨症和其他系统的改变来表示。地方性氟中毒的发病机制在于摄入过量的氟,使人体内的钙、磷代谢平衡受到破坏。过量的氟在体内与钙结合形成氟化钙,沉积于骨骼和软组织中,血钙因而降低,导致甲状旁腺功能增强,溶骨细胞活性增高,促进溶骨作用和骨的吸收作用。氟化钙的形成会影响牙齿的钙化,使牙冠钙化不全,牙釉质受损。另外,氟离子与钙、镁等离子结合,使钙、镁离子数量减少。一些需要钙、镁离子的酶,如烯醇化酶、胆碱酯酶、骨磷化酶等的活性便受到抑制,从而促进氟中毒的发生。

1)氟对机体的生理作用:目前认为,氟是机体生命活动所必需的微量元素之一,许多实验观察及流行病学资料证明,氟具有多方面的生理作用。

◉参与骨骼的代谢:适量的氟能维持机体正常的钙、磷代谢。摄入氟不足时,能使参与钙、磷代谢的酶活性下降,使钙、磷代谢呈负平衡状态,磷的吸收率降低。实验证明,在体液中仅有 $0.0002 \sim 0.002$ mg/kg 的氟可增强这种作用。若每日给实验动物进食 30 μg 氟,即可使钙、磷代谢处于良好的平衡状态。流行病学观察指出,低氟区(饮水氟 0.04 mg/L)居民的骨密度降低及骨质疏松者明显比高氟区多。临床应用氟化物治疗骨软化的骨质疏松有较好的效果,并且也有利于骨折的愈合。研究证明,氟化物的参加可加速钙、磷形成骨盐的过程,并增加其稳定性。其机制可能是:①维持参与钙、磷代谢酶的活性,保证钙、磷代谢的正常进行。②直接影响骨盐沉着时的成核作用,加快磷灰石从含钙、磷的体液中沉淀出来的速度。③取代磷灰石结晶中的碳酸根和枸橼酸根离子,从而消除这些离子在骨盐晶体形成中的干扰作用。④取代磷灰石晶体中的羟基-氟磷灰石。⑤取代羟基后,使磷灰石同基质中胶原分子的结合更加牢固。

◉氟对牙齿发育的影响:适量的氟能维持人的牙齿健康,尤其是自出生后在牙齿的整个发育期间饮用含有适量氟化物的水,可以收到良好的防龋效果。有资料报道,饮水中含有适量的氟,可使龋齿患病率降低一半以上。实验资料证明,完全无氟的膳食可使动物由于龋齿破坏了臼齿咀嚼面而饥饿死亡。H. T. Dean提出,水氟含量在 0.5 mg/L 以上有防龋作用。

◉促进机体的生长发育:已知人体对氟的生理需要量很少,这少量的氟十分容易从环境中获得,因而尚未发现人类有因缺氟而引起的疾病。但动物实验证明,缺氟的饲料可使大鼠生长发育迟缓;加入 1.0 mg/kg 氟的饲料可使大鼠的生长速度加快 17%。有实验证明,饮水中含 2.5 mg/kg 的氟化钾对发育最适宜,使动物的体重显著增加。有微量氟的地区,似有促进儿童发育的趋势。

⊙氟与生殖能力有关：用含氟量极低的饲料喂动物时，其繁殖能力下降，表现为产仔数目减少，而且只有少数能繁殖到 3 代以上。这种情况下繁殖的子代动物，依靠从母乳获得的氟可维持生存，一旦断奶，很易死亡。

⊙有利于神经兴奋的传导：因为氟能抑制胆碱酯酶的活性，即抑制胆碱酯酶对乙酰胆碱的水解作用，而乙酰胆碱是神经传导的介质，因而使神经兴奋的传导性得到增强。氟还能抑制三磷酸腺苷的分解，三磷酸腺苷能提高肌肉对乙酰胆碱的敏感程度，从而提高了神经肌肉接头处兴奋的传导。

⊙对造血功能产生刺激作用：氟不足时可以使妊娠母鼠及发育迅速的幼鼠贫血。实验还发现给予大白鼠含氟量为 3.5 mg/L 的饮水，对造血功能有刺激作用。

⊙其他生理作用：有人发现，含氟 1.0 mg/L 的水可使动物对铁的吸收良好，并能提高血中铁和铜的水平。还有人证明，1.0 mg/L 氟的饮水能改善机体的生物免疫反应性及其他生理功能。还有人研究氟有防止组织中镁缺乏症的作用等。

2）氟的慢性毒理作用：氟与其他必需元素一样，有其"最适营养浓度"，超越此浓度的上限或下限均可表现出因中毒或缺乏所造成的有害作用。高氟对人体有很大的危害，其毒性作用是多方面的。

⊙氟对硬组织的损伤：氟对硬组织的损伤包括以下两方面。①对牙齿的损害：氟对牙釉质、牙本质和牙骨质均可损害，但以牙釉质损害为主。氟直接损害胚芽期的造釉母细胞，阻碍牙釉质的发育，影响牙齿的正常矿化过程，致使牙齿表面失去釉质特有的光泽，牙面变粗糙，再现白垩样斑点、斑纹或斑块，如有色素沉着则引起釉面着色。严重中毒时成釉细胞坏死，造釉停止，则出现釉面缺损。上述损害多见于切齿唇面，其他牙齿被累及时也仅见于唇、颊面。舌面多不受损害或只有轻微损害。牙本质也可发生矿化不良，牙小管形成不佳，牙齿变脆，易磨损。关于牙骨质受损及其临床意义的研究资料甚少。牙本质受损较牙釉质为轻，但当牙形成过程束后，氟仍对牙本质发生损害作用。在牙形成过程中，氟损害牙釉质的结果主要是形成斑釉（氟斑牙）。显而易见，斑釉是学者们借以确定氟中毒病因的第一个线索。一般认为，氟主要对发育期的恒牙牙釉质有损害作用。这种损害显在某些病区，乳牙斑釉也不少见。除了高浓度氟化物对牙釉质的局部腐蚀作用外，氟对成熟恒牙的牙釉质是否有损害，尚需进一步的研究。②对骨骼的损害：氟对骨骼损害的基本改变为骨硬化、骨疏松、骨软化和骨旁软组织骨化。过量的氟进入人体后形成氟化钙，沉积在骨组织中，使骨密度增加，骨质硬化。也有少量的氟沉积在骨膜、肌腱、韧带等软组织中，使之骨化。由于血钙减少，刺激甲状旁腺，使其功能增强，促进溶骨、脱钙，造成骨质疏松而成为氟骨症。

⊙氟对非骨组织的损伤：包括以下几方面。①对神经系统的损伤：直接毒害——损伤神经受体，使神经细胞变形，神经纤维的髓鞘脱落，神经递质和酶发生变化，抑制乙酰胆碱酯酶活性，乙酰胆碱含量升高引起肌肉紧张和强直。患者有记忆力减退、头痛、共济失调、情绪不稳等中枢神经系统功能障碍。继发性损伤——椎管内韧带异常骨化，使椎管狭窄而压迫脊髓，因压迫部位不同，出现不同程度、不同表现的痉挛性截瘫。②氟对肌肉的损伤：作用于肌肉的合成过程，引起肌原性损伤。由于合成障碍，肌原纤维广泛退行性变，肌肉萎缩，肌能量代谢降低，对神经系统的骨性压迫可引起继发性肌肉损害。③对肾脏的损伤：氟中毒时肾小管呈退行性改变间质纤维变性，肾功能降低，血中尿素氮含量增加，酚红排泄试验低于正常。肾脏损害，排氟能力降低，造成机体氟潴留，加重氟中毒。还影响肾小管对钙、磷的重吸收。④对内分泌系统的损伤：对甲状腺的损伤，目前尚无一致看法，有报道人类日摄氟 5 mg 、动物 0.5 mg/kg 以上时可影响甲状腺功能。当骨骼中氟磷灰石沉积多时，血钙下降，甲状旁腺功能亢进，钙动员增强，导致骨质增生。氟浓度高时对垂体分泌的促甲状腺激素（TSH）、黄体生成素（LH）、生长激素（GH）有抑制作用。慢性氟中毒可致肾上腺皮质功能低下。⑤对血管的损伤：主要表现为大、小动脉的中层钙化，病变特点是动脉平滑肌层出现环状或斑点状钙化灶，常发生在髂动脉、腘动脉、腓动脉、腔前动脉、腔后动脉，甚至在脊髓动脉也可见到钙化。血管钙化影响相应组织器官的血液供应。⑥对酶类的影响：高氟使许多酶的活性受到抑制，从而造成机体的物质代谢及生理功能发生障碍。使碱性磷酸酶活性增高，可抑制胆碱酯酶活性，使血中乙酰胆碱潴留；能抑制糖酵解或有氧氧化过程中的细胞色素氧化酶、烯醇化酶、琥珀酸脱氢酶，影响三羧酸循环及 ATP 合成。降低抗氧化酶如谷胱甘肽过氧化物酶、超氧化物歧化酶等酶的活性，机体抗氧化损伤能力降低。⑦氟对其他系统的损伤：氟对机体还可产生直接损伤[5-6]。在燃煤污染型病区，居民从呼吸道吸入的氟可直接作用于呼吸道的黏膜，造成黏膜损伤，长期少量摄入则产生亚急性或慢性呼吸道黏膜的慢性损伤,从而引起呼吸道炎症的一系列症状和体征。在饮水型病区,长期通过食物和水摄入大量的氟,可引起消化道的一系列炎症性反应,特别是胃黏膜的损伤。

5.6　地方性氟中毒的相关基因多态性

细胞的各种生理或病理改变从本质上都受基因表达差异的影响,而外环境的变化对细胞基因表达也会产生较大影响。地方性氟中毒是一种分布广泛且严重危害人类健康的全身性疾病,但流行病学调查发现,生活在高氟地区的人群,并非人人都患氟中毒,同样高氟环境的作业人群,在接触氟水平相同的情况下,也只是部分氟作业工人发生氟中毒。这些事实提示,个体对氟的易感性或耐受性存在差异。因此,研究氟中毒易感性或耐受性基因具有重要意义。

采用聚合酶链反应-限制性片段长度多态性法检测燃煤型氟中毒村民和非病区(对照组)村民外周血谷胱甘肽硫转移酶基因 GSTP1 Ile105Val 位点多态性[野生纯合型(AA)、突变杂合型(AG)、突变纯合型(GG)],并测定谷胱甘肽硫转移酶活力后发现,氟中毒可导致机体 GSTP1 基因 Ile105Val 位点的多态性发生变化,进而采用聚合酶链反应-限制性片段长度多态性方法测定 8~12 岁氟斑牙患病儿童及内、外对照组人外周静脉血成釉细胞蛋白基因 AMBN 7 号外显子(538—540delGGA)、10 号外显子(657A>G)和 13 号外显子(986C>T)位点基因型,发现携带-/-基因型(GGA 完全缺失)的个体发生氟中毒的风险增高。与内对照组比较,病例组 CT 基因型频率增高。病区携带 CT 基因型的个体发生氟中毒的风险增高。AMBN 基因 7 号外显子 538—540delGGA 和 13 号外显子 986C>T 位点多态性可能是影响氟斑牙发病的易感性因素之一。巴月等人发现在雌激素受体 Rsa I 基因中,携带纯合等位基因 R 的儿童患氟斑牙的危险性是携带纯合等位基因 r 儿童的 1.82 倍;携带纯和突变 RR 型基因儿童患氟斑牙危险性有增高趋势;雌激素受体 Pvu II 基因多态性、COLIXA3 基因第 5 外显子基因多态性、COL1A2 Pvu II 基因多态性、过氧化氢酶(CAT)基因启动子区-262C/T、-21A/T 多态性、雌激素受体 Fok I 基因多态性与氟中毒的发生未见明显关联。

5.7 地方性氟中毒的外周血表达谱变化

为了快速、系统地筛选出氟中毒人群环境反应基因,可利用人类基因组发展的高通量基因表达谱芯片进行检测筛选非病区正常人群、病区高氟负荷人群和氟斑牙患者白细胞基因表达谱,为进一步研究氟中毒分子发病机制提供线索。

利用 cDNA 基因芯片技术筛选氟中毒患者和正常对照者外周血淋巴细胞差异表达基因,使用 Pathway 3.0 分析软件进行数据处理发现,与蛋白质合成有关的线粒体翻译起始因子 2(MTIF2)、单链 DNA 结合蛋白(PURA)和细胞毒颗粒相关蛋白(TIA1)3 个基因持续显著下调,并影响基因转录、翻译等蛋白合成过程。

利用 HG-U133A 基因芯片分别检测 3 组的白细胞基因表达谱,并利用生物信息学方法对检测结果进行分析发现,与对照组比较,高氟负荷组(表 5-2)差异表达基因有 1057 个,其中显著上调的基因有 148 个,显著下调的基因有 61 个;氟斑牙患者组与对照组比较,差异表达基因有 964 个,其中有 71 个基因显著上调,60 个基因显著下调;氟斑牙患者组与高氟负荷组比较,差异表达基因有 633 个(表 5-3),其中显著上调和下调的基因分别有 15 个和 67 个。氟斑牙人群外周血差异表达基因除涉及转录因子、细胞信号转导相关基因、免疫相关基因、癌基因、细胞凋亡相关基因外,还包括结构蛋白及运输蛋白等。

表 5-2 高氟负荷组与对照组比较部分显著变化基因

UniGene	基因	SLR
Hs. 87149	ITGB3	-3.3
Hs. 511887	DEFA1	-1.4
Hs. 129683	UBE2D1	1.2
Hs. 446532	LDC150759	-1.2
Hs. 449592	IGLJ3	-1.1
Hs. 500367	SPAG9	1.7
Hs. 352	FOLR3	1.6

续表

UniGene	基因	SLR
Hs. 12259	HIPK1	1.4
Hs. 310194	SNX16	4.6
Hs. 109438	KCTD12	1.3
Hs. 239176	IGF1R	1.1
Hs. 435795	IGFBP-7	1.3
Hs. 155017	NRIP1	1.1
Hs. 512131	IGKC	-1.3
Hs. 189829	EIF2C3	1.3
Hs. 306831	PTGDR	1.1
Hs. 198301	TBX6	-2.1
Hs. 323342	ARPC4	-2.5
Hs. 276506	FYB	1.9
Hs. 73793	VEGF	1.4
Hs. 149367	KIAA0776	1.0

表 5 - 3　氟斑牙患者组与高氟负荷组比较部分显著变化基因

UniGene	基因	SLR
Hs. 241570	TNF	-1.5
Hs. 82120	NR4A2	-2.1
Hs. 79197	CD83	-1.4
Hs. 523919	FIL	-3.1
Hs. 407196	CUTL2	4.3
Hs. 282204	NSBP1	-3.9
Hs. 326035	EGR1	-1.5
Hs. 306802	HCRP1	-1.8
Hs. 81134	IL1RN	-1.0

UniGene	基因	SLR
Hs. 295137	*AMFR*	−1.0
Hs. 368178	*RHAC*	−3.9
Hs. 126256	*IL1B*	−3.1
Hs. 115263	*EREG*	−1.7
Hs. 196384	*PTGS2*	−1.4
Hs. 460	*AIF3*	−1.5
Hs. 153138	*ORC5L*	−1.8
Hs. 177486	*APP*	−1.1
Hs. 171695	*DUSP1*	−1.0
Hs. 440961	*CAST*	−1.0

5.8　地方性氟中毒的代谢组学变化

地方性氟中毒是慢性全身性疾病,除严重损害牙齿和骨骼外,对骨代谢及其他器官生化指标均有不同程度的影响。过多的氟进入体内,使体液和组织中氟离子浓度增高,会引起各器官代谢生化指标的改变。

采用氟离子选择电极法和时序式电感耦合等离子体发射光谱仪(ICP-AES)测定内蒙古自治区饮茶型氟中毒发、尿样中 9 种元素水平的结果发现,饮茶型氟骨症组发铝、发锰、尿氟、尿铝、尿钙水平显著高于对照组,而发锌、尿磷水平明显低于对照组。

测定氟中毒患者和健康对照的血、尿 45 项生化指标,经多元回归分析的结果表明,地方性氟中毒与血钙、血磷、血镁、碱性磷酸酶及尿钙、尿磷密切相关。氟中毒对软骨组织代谢有明显损害作用,可造成钙、磷等无机元素代谢异常,导致软骨蛋白多糖合成与分解代谢紊乱,干扰软骨基质胶原代谢及改变软骨组织酶的活性。

采用单光子骨矿物仪测量氟骨症患者骨密度(bone mineral density, BMD),放射免疫法测血清骨钙素,生化检查血钙、血磷、碱性磷酸酶及尿钙、尿磷、羟脯氨酸(Hop)、肌酐(Cr)等发现氟骨症组骨密度低于对照组,而血清骨钙素显著增高,反映骨代谢生化指标血清碱性磷酸酶和尿 Hop/Cr 值显著升高,血钙、血磷降低。骨密度与血清骨钙素、碱性磷酸酶、尿 Hop/Cr 值呈显著负相关,与血钙呈正相关。采用气相色谱法定量尿中氟骨症患者儿茶酚胺酸性代谢物香草扁桃酸(VMA)、高香草酸(HVA)含量明显高于病区对照组。

5.9　地方性氟中毒的生物化学变化

(1)过量氟损伤氧化应激系统:由于机体摄入过量氟化物,氟在体内的不断蓄积使机体氧化平衡受到破坏,启动氧化应激,导致机体氧化损伤,在人体和动物模型中得到进一步验证。

利用比色法分别测贵州省毕节市鸭池镇燃煤型氟中毒非改灶村村民(非干预组)、氟中毒改灶村村民(干预组),非地方性氟中毒村民作对照组的过氧化氢酶、谷胱甘肽硫转移酶活力的发现,非干预组血浆过氧化氢酶活力和谷胱甘肽硫转移酶活力低于干预组和对照组,干预组低于对照组,反映出过量氟可能使体内自由基代谢失衡,通过人为干预氟的摄入,有助于机体恢复氧化平衡。在燃煤型氟中毒不同程度的病区中收集儿童晨尿和静脉血清发现,重、中病区儿童的尿氟含量及重、中、轻病区儿童血清丙二醛含量均高于对照区,而血清谷胱甘肽过氧化物酶活力及重、中病区血清超氧化物歧化酶活力均低于对照区。血清丙二醛含量与尿氟含量之间呈正相关($r=0.64,P<0.01$),而血清超氧化物歧化酶、谷胱甘肽过氧化物酶活力与尿氟含量之间呈明显负相关(r 分别为 -0.45和$-0.39,P<0.01$),表明过量氟摄入可引起机体抗氧化系统紊乱,脂质过氧化作用增强。常食投氟组大鼠血清中谷胱甘肽过氧化物酶、超氧化物歧化酶及丙二醛含量均有不同程度升高,肾组织的谷胱甘肽过氧化物酶、超氧化物歧化酶,硫氧还蛋白在 mRNA 水平及超氧化物歧化酶基因表达均有不同程度升高[7-8]。

(2)过量氟损伤脑组织:摄入过量氟可通过血-脑屏障蓄积于脑组织造成脑损伤,表现为脑细胞代谢、酶活性、学习记忆能力等方面的异常改变;与饮水型氟中毒和燃煤型氟中毒可引起儿童智力低下相似,可在动物实验中证实。

以地方性氟中毒病区燃煤烘烤的玉米为主要饲料饲养 Sprague - Dawley (SD)大鼠 6 个月后,取雌雄合笼后生产的 30 天龄仔鼠,采用 Morris 水迷宫方法检测仔鼠行为学变化,发现高氟组仔鼠逃避潜伏期时间较对照组仔鼠显著延长;高氟组仔鼠第 7 天穿过平台次数和逗留平台象限时间明显低于对照组;同时发现高氟组仔鼠脑组织中胆碱酯酶活性显著低于对照组;胆碱酯酶活性与逃避潜伏期呈负相关,与第 7 天穿过平台次数和逗留平台象限时间呈正相关。过量氟可引起仔鼠空间学习记忆能力降低,其机制可能与脑组织胆碱酯酶活性下降有关。用蛋白质印迹技术检测 ERK/p - 90RSK 信号通路相关磷酸化蛋白的表达水平发现,染氟组中大鼠脑组织中 p - ERK1/2 和 p - 90RSK 蛋白的表达均高于对照组,并且高剂量染氟组高于低剂量染氟组,提示燃煤污染型氟中毒可引起大鼠脑组织中 ERK 信号转导通路的过度激活,而 p - 90RSK 的激活可能是氟中毒大鼠的反馈性保护机制。过量氟引起大鼠不同程度的氟斑牙及血氟、尿氟升高的同时,亦可诱导大脑皮质和海马部位神经细胞尼氏小体减少,脑组织中 Ras、phospho - Erk1/2t、otal - Erk1/2 及 phospho - CREB 蛋白表达水平上升,染氟剂量大者尤为明显。大剂量过量氟可诱导大鼠脑组织 c - fos 基因 mRNA 表达明显升高,而小剂量染氟可使该基因 mRNA 表达降低。这些结果表明,过量氟可引起大鼠脑组织神经细胞损伤,脑组织中 Ras - Erk1/2 信号激酶通路过度激活可刺激转录因子 CREB 磷酸化,从而影响 c - fos 基因的表达,该过程可能参与慢性氟中毒脑损伤机制[9]。

(3)过量氟损伤成釉细胞和成牙本质细胞:在牙齿发育的过程中,细胞凋亡参与上皮—间充质间的相互作用,及时调控细胞的增殖数量,发挥了重要的塑型作用。氟中毒可造成成釉细胞和成牙本质细胞形态和功能的改变,诱导成釉细胞凋亡,造成功能性细胞数量减少,引起氟斑牙的一系列病理变化。氟中毒条件下的成釉细胞和成牙本质细胞增殖与凋亡的调控是牙齿发育过程中形成氟斑牙的关键机制之一。细胞表面有多种受体参与细胞凋亡信号的转导,其中 Fas 受体尤为重要,表达 Fas 的靶细胞在毒性物质的刺激下可触发胱天蛋白酶 (caspase)的级联反应,导致 Fas 受体所在的靶细胞凋亡。Fas - Fas 配体途径在氟诱导人神经母细胞瘤 SH - SY5Y 细胞凋亡中起重要作用,氟可以通过上调死亡受体 Fas 途径的关键酶 caspase - 3 和 caspase - 8 的表达促进 SH -

SY5Y 细胞凋亡。

　　随着氟化钠(sodium fluoride,NaF)染毒浓度的升高,大鼠切牙细胞凋亡率及 caspase-3 和 caspase-8 活力均呈明显的增高趋势。大鼠切牙细胞凋亡率与 caspase-3 和 caspase-8 活力均呈显著的正相关。与对照组相比,中等浓度的 NaF 可引起大鼠切牙细胞 G_2/M 细胞构成比下降,高浓度氟化钠可引起 S 期细胞构成比下降。这些结果表明,caspase 介导的细胞凋亡在氟斑牙形成过程中发挥重要作用。氟导致的成釉细胞凋亡使成釉细胞和成牙本质细胞间失去了相互诱导,釉基质分泌中断,导致萌出后相当于牙尖部位的釉质表面出现釉质发育不全性氟斑牙。在过量氟作用下,大鼠成牙本质细胞分化和分泌基质都受到一定程度的阻遏,成牙本质细胞细胞器减少,引发细胞凋亡。因此,氟中毒条件下氟不仅能引起成釉细胞和成牙本质细胞的增殖周期改变,还可引起成釉细胞和成牙本质细胞凋亡。在小鼠急性氟中毒动物模型中,发现钟状形态发生期、钟状分化、分泌期实验组和对照组成釉器中间层细胞 CD44 的表达水平无差异。成熟期实验组 CD44 的表达水平显著低于对照组。过量氟影响成熟期中间层细胞 CD44 的表达,使其表达下调,进而影响釉质的矿化。

　　(4)过量氟致骨转换失调和代谢紊乱:长期饮用含高氟水造成骨转换失调和代谢紊乱,其主要表现为骨质硬化和骨质疏松等骨的病理性变化。成骨细胞微细结构的改变导致其功能活跃以至成骨细胞增生、肥大。成骨细胞功能活跃,使骨量增加,在氟骨症引起的骨硬化病变中发生相对较早,可能起到主导作用。研究发现,过量氟可引起大鼠骨皮质增厚、骨小梁增多等骨硬化表现,骨组织 *Runx2* 基因 mRNA 表达显著增高,随染毒剂量升高,表达亦逐渐升高,表明过量氟通过增加骨组织 *Runx2* 基因表达水平来促进间充质干细胞向成骨细胞系分化,使骨形成增加。

　　过量氟可诱导大鼠成骨细胞特异性转录因子 Osterix(OSX)阳性成骨细胞数增多,表明过量氟可导致大鼠骨组织 *OSX* mRNA 及蛋白表达水平增高,OSX 可能参与氟引起的骨骼损伤的发生机制。采用病区煤烘玉米复制燃煤型氟中毒动物模型发现,染氟 180 天时中氟组、高氟组大鼠血清骨碱性磷酸酶均高于对照组和低氟组($P<0.01$);染氟 30 天时高氟组血清 Ⅰ 型胶原羧基端前肽水平低于对照组($P<0.05$);90 天时中氟组和高氟组血清 Ⅰ 型胶原羧基端前肽水平均高于对照组,并且有随着剂量增加而增加的趋势;180 天时各组大鼠

血清Ⅰ型胶原羧基端前肽水平高于对照组,并且有随着剂量增加而增加的趋势。这些结果表明,过量氟可使大鼠骨形成加速,并且氟对Ⅰ型胶原羧基端前肽表达的影响较血清骨碱性磷酸酶显著。过量摄入氟化钠可刺激慢性氟中毒大鼠椎骨各包被成骨细胞增殖,并诱导骨组织 $bFGF$、$c-fos$、$c-jun$ 过表达,其中 $bFGF$ 过表达与 C-fos、C-jun 的蛋白质水平呈正相关。过量氟可刺激大鼠成骨细胞系激活、增殖能力增强以及 $bFGF$、$c-fos$、$c-jun$ 表达增强,提示 $bFGF$ 可通过上调 $c-fos$、$c-jun$ 的表达而参与成骨细胞的增殖和分化。

氟骨症发生发展过程中破骨细胞与成骨细胞有着同样重要的作用,表现为破骨细胞功能活跃而导致的骨吸收增强的作用。染不同剂量过量氟大鼠股骨下端骨组织中活化 T 细胞核因子家族中的 NFATc1 蛋白及 mRNA 在破骨细胞中表达阳性,与对照组比较,低氟组大鼠破骨细胞中 NFATc 1 蛋白及 mRNA 表达均升高($P<0.05$),高氟组大鼠破骨细胞中 NFATc 1 蛋白及 mRNA 表达均呈下降趋势,提示其可能是氟中毒氟骨症破骨细胞分化调节的重要环节。也有研究表明,一定剂量氟化钠抑制了破骨细胞的活性作用。对破骨细胞在氟中毒引起骨损伤的作用机制尚不十分清楚,当暴露于一定剂量、一定时间的过量氟后,破骨细胞主要表现为功能活跃状态,促进骨吸收。

目前认为,骨转换加速是氟骨症的重要特征,通常被认为是慢性氟中毒的普遍现象,是病变形成多样性的病理基础。氟骨症涉及参与骨转换的各种细胞,氟骨症的骨质疏松属于骨转换加速的活动性骨质疏松,过量氟引起骨的细胞发生变化的同时,也使骨的细胞间质发生变化。骨形成与骨吸收之间,骨量增多与骨量减少之间,骨质矿化良好与矿化不全之间,虽然表面上形成了相互的矛盾体,但彼此之间仍存在着密不可分的联系。在骨转换加速的基础上,成骨细胞和破骨细胞之间的作用,都可因为氟的作用时间和剂量而发生转化。

(5)过量氟对非骨相系统的损害:氟中毒不仅引起氟骨症和氟斑牙,而且还会造成全身非骨相系统,即骨和牙齿以外的全身各器官与组织的广泛损伤。肝脏是机体新陈代谢和解毒的重要器官。过量氟进入体内会对肝脏产生损伤,引起大鼠肝脏中钙调蛋白(CaM) mRNA 及蛋白表达水平均增高,并随染氟浓度的增加,表达增强[10]。氟化物可影响 G 蛋白信号转导通路。体内氟 70% 以上由肾脏排出,过量可造成肾脏结构和功能变化,而肾损伤又导致氟排出异常。慢性氟中毒大鼠肾小管上皮细胞中胞核转录因子 P50 及胞核转录因子 P65 阳性表达强度随染氟增加而逐渐减少;胞核转录因子抑制蛋白 α($I_κB_α$)表达则呈逐渐增加趋势;Bcl-2 蛋白表达强度逐渐降低,Bax 蛋白则逐渐升高;肾组织中 mRNA 表达与蛋白表达水平一致;凋亡细胞数随染氟增加逐渐增加($P<0.05$);P65、P50、$I_κB_α$ 与 Bcl-2/Bax 比值呈相关性(r 分别为 0.696、0.720、$-$0.435,$P<0.05$)。这些结果表明,细胞中胞核转录因子相关基因表达减少引起的肾小管上皮细胞凋亡是慢性氟中毒大鼠肾脏病变的机制之一。

5.10　地方性氟中毒的模式动物

目前氟中毒动物培养主要有高氟饮水和饲料高氟大鼠两种方法。

(1)饮水型氟中毒动物模型:在饮水中加入不同剂量的氟,染毒剂量分别为 10 mg/L 和≥50 mg/L,将大鼠分为低氟组、高氟组,断乳 4 周后分别饲养 3 个月后,观察氟中毒程度。

(2)食用病区煤烘玉米复制燃煤型氟中毒动物模型:饲料氟可分别为 9.56 mg/kg、15.89 mg/kg、23.00 mg/kg,将断乳 4 周后大鼠氟饲料喂养,分为低过量氟组、中过量氟组和高过量氟组。

培养不同氟中毒动物模型,可以分别观察氟中毒对不同脏器的影响。

5.11　地方性氟中毒的治疗与预防

地方性氟中毒目前尚无有效的治疗手段,关键在于预防。减少机体对氟的摄入,增加对氟的排泄(可服氟宁片,每日 2 次,每次 1 片,30 天为一疗程,有促进机体排氟作用),改善生活条件,增加机体抵抗力。

目前主要针对不同的原因采取不同的措施预防地方性氟中毒。在燃煤污染型氟中毒病区,主要是改变烘炕食物和烤火的方法,如不提倡直接在煤火上烘炕和保存食物(主要指玉米、辣椒、腊肉),不敞炉取暖;改良炉灶,安装烟囱,把炉灶燃烧煤产生的烟尘排出室外;饮水型氟中毒病区,以改换饮用低氟水,如打建新的低氟水源井、引用低氟的江、河、湖、泉水及物理化学方法除氟。主要的除氟剂有硫酸铝、氯化铝、碱式氯化铝、骨炭、羟基磷灰石等。饮茶型地氟病的防治主要是以供应低氟砖茶为主,同时提倡喝淡茶水,多喝牛奶,多吃新鲜蔬菜,多食用汤菜,减少高氟砖茶水的摄量,改善营养。

主要参考文献

[1] 李广生.地方性氟中毒发病机制[M].北京:科学出版社,2004.

[2] 刘昌汉.地方性氟中毒防治指南[M].北京:人民卫生出版社,1998.

[3] 孙殿军,赵新华,陈贤义.全国地方性氟中毒重点病区调查[M].北京:人民卫生出版社,2005.

[4] 李素梅.微营养素与健康[M].北京:化学工业出版社,2004.

[5] 杨克敌.微量元素与健康[M].北京:科学出版社,2003.

[6] 孙殿军,高彦辉.我国地方性氟中毒防治研究进展与展望[J].中华地方病学杂志,2013,32(2):119-120.

[7] ZHOU Yixia,MO Suilin,WANG Ruihua,et al. Corn baked by burning coal triggered overexpression of osteopontin in hepatocytes of rats following fluorosis[J]. Toxicology and Industrial Health,2012,28(3):195-202.

[8] NAIR M,BELAK Z R,OVSENEK N. Effects of fluoride on expression of bone-specific genes in developing Xenopus laevis larvae[J]. Biochemistry and Cell Biology,2011,89(4):377-386.

[9] SPITTLE B. Fluoride and intelligence[J]. Fluoride,2000,33(2):49-52.

[10] WANG Yanan,XIAO Kaiqi,LIU Jialiu,et al. Effect of long term fluoride exposure on lipid composition in rat liver[J]. Toxicology,2000,146(2):161-169.

（朱延河　蒋宁）

第6章

地方性砷中毒的生物学基础

　　地方性砷中毒(endemic arsenicosis)简称地砷病,是一种生物地球化学性疾病。居住在特定地理环境条件下的居民,通过水、空气或食物长期摄入过量的无机砷而引起以皮肤色素脱失和(或)过度沉着、掌跖角化为主要临床特征的全身性慢性中毒。地方性砷中毒有严格的地区性。

　　地方性砷中毒是一种古老的地方病,在全世界流行,对人类健康危害在1000年以上,但遗憾的是缺乏文献资料可查,难以考证。对地方性砷中毒的认识始于20世纪40年代,发现3~12世纪生活在智利北部印第安人的木乃伊骨骼中含砷量高达9.2~24.81 mg/100 g(正常人体含砷总量14~21 mg),属高浓度范围。目前该地区仍是世界上有名的高砷地区之一。然而,人类对地方性砷中毒的认识远迟于由其他原因所致的砷中毒。

6.1　地方性砷中毒的流行病学特征

　　地方性砷中毒是一种危害严重且远期效应大的地方病。除致皮肤改变外,无机砷又是国际癌症研究中心(the International Agency for Research on Cancer,IARC)确认的人类致癌物,可致皮肤癌、肺癌,并伴有其他内脏癌高发。在重病区停止接触砷源后病情可持续发展,并逐渐显示出远期危害——皮肤改变、恶性肿瘤,以及伴有多系统、多脏器受损的慢性全身性疾病。皮肤改变潜伏期一般10年左右,皮肤癌潜伏期长至20年。地方性砷中毒不仅严重危害着当地居民的身心健康,而且制约当地社会经济的发展。目前,地方性砷中毒已经成为世界性公共卫生中的一个严重问题[1]。

　　(1)世界地方性砷中毒的流行特征:地方性砷中毒是环境砷中毒的类型之一,世界各地都有发生。其分布特征具有明显的地方性,病区的形成具有一定的地质、自然地理-环境水文地质条件和社会经济背景,其中著名病区有智利北部的安托法加斯塔、科金博、帕拉怕卡 3 个州,河水、井水、土壤含砷都很高,有 43.7 万人受砷毒害[2]。此外,匈牙利东南部在 20 世纪 80 年代前后也发现有一面积较大的高砷地区,饮用高砷水的人口数量约 22 万,有过砷中毒相关病例报道存在。

欧洲和日本在慢性砷中毒方面有较多的研究,主要为各种污染所致的砷中毒,如农药污染葡萄致使葡萄酒含砷,矿山污染水源,日本的奶粉事件,工厂污染水源等。这些均不属于地方性砷中毒,但对研究地方性砷中毒有重要参考意义。除智利病区地表水(河水、塘水)含砷高外,其他病区多为地下水含砷过高所致(井水、泉水等),并且均在采用地下水作饮用水后开始发病。

世界上已知高砷水源所形成的砷中毒病区主要分布在亚洲和美洲。智利是历史最早的病区,近年孟加拉国、印度和中国已成为目前世界上病情最重、病区面积最大、受危害人口最多的国家。已有报道,智利、美国、加拿大、墨西哥、日本、印度、孟加拉国、越南、柬埔寨、中国、泰国等 20 多个国家都有地方性砷中毒病区分布,全世界饮水含砷量在 0.05 mg/L 以上地区的人口数量超过 5000 万。其中,印度的西孟加拉邦和孟加拉国是世界上最大的砷中毒病区,有 3000 万人受威胁[3]。

(2)我国地方性砷中毒的流行特征:最早报道的我国地方性砷中毒病区是台湾西南沿海地区,1956 年我国台湾台南县首先发现砷中毒病区。在 20 世纪 50 年代当地流行一种皮肤怪病,经对居民饮用水砷含量测定确认为水砷过高致砷中毒。目前已知本病涉及台湾台南县、嘉义县、台南市、云林县、屏东县、高雄县、高雄市 7 个县和市的 56 个乡镇。台湾的砷中毒病区同时又流行乌脚病,这一特征为世界其他病区所罕见,至 1988 年尚有乌脚病例 3000 余人。20 世纪 70 年代末至 80 年代初,我国新疆维吾尔自治区准噶尔盆地西南乌苏市北部地带发现一个地砷病病区。1979 年发现该病区居民饮水含砷量过高,病区西起艾比湖,东到玛纳斯河,为一长约 250 km 的深层地下高砷水带。1980 年调查确认当地流行一种以掌跖皮肤角化、皮肤色素异常为主要表现的原因不明的皮肤病,系由饮用高砷水所致的地方性砷中毒,累及人口数量约 10 万。20 世纪 90 年代,内蒙古自治区相继发现砷中毒病区,病区分布于内蒙古自治区河套(包括前、后套平原)地区,共累及克什克腾旗、托克托县、土默特左旗、临河区、土默特右旗、杭锦后旗、乌拉特前旗、阿拉善左旗等 11 个旗、县、区 64 个乡镇的

627 个自然村,受威胁人口数量 20 万。随后在山西省北部也发现大面积的病区。目前,我国已发现的饮水型地砷病病区有 14 个地区,分别在新疆维吾尔自治区、内蒙古自治区、山西省、贵州省、宁夏回族自治区、青海省、甘肃省、陕西省、安徽省、吉林省、山东省、河南省、四川省、湖北省的各地区,以村人口计 70 余万人暴露于高砷环境之中。其中贵州省、陕西省也是世界上少见的燃煤污染型砷中毒病区,其余各地区多为饮水型地方性砷中毒病区。

　　我国贵州省等地一些山区、半山区、丘陵地带,因夏秋季阴雨连绵,冬季寒冷,历史上有用当地所产煤烘烤粮食、辣椒及取暖的习惯,因所用燃煤中砷含量过高,粮食、辣椒在高砷煤烘烤过程中被砷严重污染,加之室内空气、飘尘砷超标,从而引起当地居民砷中毒。这一类型砷中毒被称为燃煤污染型砷中毒,在世界其他地区罕见。目前查明主要流行于贵州省西部的兴仁县、兴义县、安龙县、贞丰县、织金县等地,累及人口数量约 2 万。燃煤污染型砷中毒为环境砷中毒的特殊类型,并在贵州省发现因煤烟污染引起砷氟联合中毒。陕西省秦巴山区气候湿润,降水丰富,但日照时间不足,并且该地区优质煤源缺乏,居民常年以当地盛产的劣质石煤(含砷量超过 100 mg/kg)为生活燃料。石煤燃烧可释放大量的砷化物,污染室内空气、粮食、蔬菜及饮用水等,从而导致暴露于该环境的人群发生慢性蓄积性砷中毒。陕西省地方性砷中毒有两种类型——饮水型砷中毒和燃煤污染型砷中毒。饮水型砷中毒的病区范围分布于商洛市、汉中市及咸阳市的 3 市 4 县的 80 个自然村,病区人口数量 13 875,水砷超标范围为 $0.06\sim$ 0.18 mg/L,病情检出率在 $2.50\%\sim51.6\%$。陕西省燃煤污染型地方性砷中毒是我国继贵州省之后第二个砷中毒病区,病区面积覆盖了陕西省南部全部的石煤产区和石煤燃用地区,主要分布在安康市和汉中市农村地区,包括紫阳县、宁陕县、石泉县、平利县、汉阴县、岚皋县、镇坪县、汉滨区、镇巴县 9 个县区,受高砷危害的人口数量达 113 万。燃煤污染型地方性砷中毒严重影响当地人群的身心健康,阻碍当地经济的快速发展。

　　(3)地方性砷中毒的病区类型:地方性砷中毒主要是由于长期摄入砷含量高的饮水、空气或食物造成的。根据机体所接触到的含砷环境介质不同,将病区分为两种类型——饮水型砷中毒和燃煤污染型砷中毒。饮水型砷中毒发生的国家和地区有智利、阿根廷、墨西哥、印度、泰国、菲律宾、美国、孟加拉国、俄罗斯、芬兰和中国等。我国贵州省和陕西省病区为燃煤型污染型砷中毒。

1)饮水型地方性砷中毒(drinking - water - born endemic arsenicosis):饮水型地方性砷中毒是指自然环境高砷致饮水中砷含量增高所致的疾病,即居民长期饮用砷浓度较高的水而引起的慢性砷中毒。饮水型地方性砷中毒分布最广,影响面积最大,危害最严重,其特点是病区的土壤、空气、地产食品砷含量不高,但饮用水砷含量大于 0.05 mg/L,不存在人为污染因素。根据水源不同,又可分为:①以山西省为代表,病区为干旱、半干旱区,地势低洼,湖沼发育。沉积物为湖沼相粉砂质黏土和腐殖质淤泥,其上覆盖了河流冲洪积的粉砂质黏土等,为砷的富集提供了来源。②以新疆维吾尔自治区奎屯市为代表,该区自更新世以来,气候干旱,蒸发强烈,水中矿化度、砷、氟含量高,导致砷中毒和地氟病严重流行。③以台湾嘉南地区为代表的滨海平原型,该区气候湿润,为滨海相沉积的还原环境,"古亭坑层"地层可能是砷的主要来源,地下水中的砷和有机物含量较高。在我国,饮水型病区主要分布在山西省、内蒙古自治区、新疆维吾尔自治区、甘肃省等省(自治区)的 50 多个县,其他地区也散在分布。

2)燃煤污染型砷中毒(coal - burning endemic arsenicosis):燃煤污染型砷中毒是指燃烧产于某种特定环境中高砷煤而引起的疾病,即居民长期敞灶燃用高砷煤污染空气、食物等导致摄砷量过高引起的慢性砷中毒。其特点是病区的土壤、饮水、地产食品砷含量不高,病区多为高寒山区,海拔在 800 m 以上,气候潮湿,长期烤火,尤其在收获季节阴雨连绵,粮食用煤火烤干,故室内用煤量大。该病区的另一特点是煤贮量丰富、埋藏表浅、取用方便,但煤质差、砷、氟和硫含量高,其中燃煤中砷含量可高达 2166.7 mg/kg。病区居民在敞灶取暖和烘烤食品时室内空气中砷含量显著超过了我国居住区大气日平均最高允许浓度 0.003 mg/kg。病区主要分布在贵州省、陕西省两地区。

(4)地方性砷中毒的病区成因:叙述如下。

1)饮水型地方性砷中毒的病区成因:包括以下几点。

⊙淋溶-蓄积作用:我国面积较大的饮水型地方性砷中毒病区都是典型的冲湖积成的沉降盆地,分布在山前洪积-冲积平原,位于地势较低处,主要通过淋溶-蓄积作用形成局部地下水高砷的区域。一些山脉有丰富的砷含量较高的矿物,在含溶解氧丰富的降水的淋溶下,释放出其中的砷,随水流动到地势平坦或低洼地带,由于水流滞缓、水动力条件差、蒸发作用强烈,砷逐渐迁移到地势低处蓄积富集。越接近平原低处水流速度越缓且土壤颗粒越细,截留能力越强,使深层地下水砷含量超过国家标准,居民饮用地下水时,便形成地砷病病区。所以,这类成因病区多分布在山前洪积-冲积平原,位于地势较低处。这是多数饮水型病区成因的一个最重要的条件或形式[4]。

⊙富砷矿对流经水的污染作用:砷在自然界主要以化合物的形态存在于各种岩矿中,往往与硫、铁、金、银、铜等有色金属形成伴生矿。因此,当水流经这些岩矿时,砷可溶于其中,使水砷含量超过饮用水标准。当人类饮用了含有大量被砷污染的水时,便会形成地方性砷中毒病区。

⊙水源的含水层为富砷的湖沼相地层水:众所周知,地球的形成经过相当长的时间,在这漫长的时间里,地球发生了巨大的变迁,尤其在湖泊地带迁移来的砷易在相对静止的湖水中沉积,并使砷得以保存下来。由于砷化物溶解度较低,随水蒸发而向地表迁移能力不及 Cl^-、F^- 等离子,因此被富积的砷多在原位存在,不易穿过后来形成的沉积物而露出。在这类病区浅层水中砷含量往往不高,而深层水砷含量高。

2)燃煤污染型砷中毒的病区成因:燃煤污染型砷中毒属于生活污染所致的砷中毒。居民用作燃料的当地产煤砷含量超标。在开放式炉灶中,煤燃烧时逸出的大量烟尘污染居室空气。被烘烤的食品也受煤燃烧时逸出的砷污染。居民长期从空气和食物中摄入大量的砷,导致机体慢性砷中毒。

3)地方性砷中毒的地理分布:包括以下几种情况。

⊙欧洲地区:20 世纪 80 年代初,欧洲的匈牙利有 4 个县发现高砷水,部分水井砷含量达 0.3～0.78 mg/L。在 Bekes 县约 22 万人饮高砷水。罗马尼亚和芬兰也存在高砷饮水情况,水砷含量高达 1.04 mg/L。

⊙美洲地区:美洲地区是世界上发现砷中毒较早的地区。北起美国的阿拉斯加州,经加拿大、美国、墨西哥,南到南美洲的智利、阿根廷,很多国家和地区有地方性砷中毒存在。北美洲的墨西哥有 6 个地区约 40 万人饮用砷含量高于0.05 mg/L 的饮用水,有些地区砷中毒患病率在 20% 左右。加拿大的诺万-斯高希亚地区,13% 井水砷含量高于 0.05 mg/L。智利北部 3 个州 40 余万人饮用高砷水,平均水砷含量达 0.598 mg/L。该地区古木乃伊骨骼砷含量高达0.092～0.248 mg/kg,为现代正常人的 12～32 倍。

⊙亚洲地区:除我国台湾病区发现于 20 世纪 50 年代外,大部分病区发现于 20 世纪 80 年代中期以后。位于恒河三角洲的病区涉及印度和孟加拉国两

国,印度和孟加拉国西部病区人口数量 3000 万,100 万人饮用高砷地下水,20
万人发生皮肤病变,病区面积涉及 34 000 km²。世界上砷污染严重的病区之
一——泰国,其最高水砷含量为 9.0 mg/L,仅 1988 年就检出 1000 例砷中毒皮
肤病变者[5]。

我国是仅次于印度的地方性砷中毒大国。台湾省、新疆维吾尔自治区、内
蒙古自治区、山西省等地区以饮用水为携砷介质,为饮水型地方性砷中毒病区。
贵州省和陕西省两个病区系燃烧高砷煤所致,为燃煤污染型地方性砷中毒
病区。

(5)地方性砷中毒的人群分布:地方性砷中毒的人群分布特点与砷对机体
的作用机制、体内蓄积量、机体的生长发育及个体易感性等有关。地方性砷中
毒流行于饮高砷水或燃高砷煤地区,因而发病人群可呈片状或家庭聚集性
分布。

地方病砷中毒的潜伏期一般较长,我国发现的饮水型砷中毒病区患者出现
明显皮肤改变体征一般在 10 年左右。燃煤污染型砷中毒病区患者发病的潜伏
期似乎较饮水型砷中毒病区患者发病的潜伏期时间短,且具有发病急、病情重
的特点。地方性砷中毒引起皮肤癌变的潜伏期在 30 年左右,我国病区砷暴露
始于 20 世纪 70 年代末。因此,未来的一段时间是可能是地砷病病区癌症发生
的高峰期。

1)年龄分布:各年龄组居民只要摄入过量砷均有发病可能,并且随在病区
居住年限增加而升高。在饮用高砷水或燃用高砷煤的人群中,任何年龄均可受
害,如泰国病区患者年龄范围为 4 个月至 85 岁,贵州省燃煤污染型病区患者年
龄为 6 个月至 83 岁。无论是饮水型还是燃煤污染型均显示儿童发病轻于成
人,20 岁以上居民患病率明显高于 20 岁以下,40～50 岁年龄段是患病的高
峰期。

2)性别分布:男性发病略高于女性,可能与男性劳动强度较大,耗水、进食
较女性多,相对砷摄入量也较多有关。

3)职业分布:地方性砷中毒的发病在职业中没有差别。砷中毒病区多在农
村,因而农村居民发病多,但病区其他工种人员,如牧民、教师、学生、干部,只要
饮用高砷水或使用高砷煤均可发病。

4)家庭分布:公用水源村落大部分家庭都可发病。家庭饮用高砷水井的

水,也可发病。燃煤污染型病区则仅限于使用高砷煤家庭。因而在以户为单位统计时可呈片状或点状分布。

5)个体差异:同一家庭成员生活相近,但发病程度可存在很大差别,有的病情很重,有些人则无明显表现。砷中毒发病存在个体差异。

(6)地方性砷中毒的时间分布:燃煤污染型砷中毒具有季节性,病区冬季、春季多发,并且患者病情加重,可能原因是冬季、春季寒冷,采用高砷煤取暖做饭,居民室内活动较多,且房屋密封,室内空气流通差,通过呼吸道接触砷污染空气的机会增加,致使机体砷摄入量增多。砷中毒的发病未见周期性特征,而是呈现持续上升趋势。砷中毒是一种慢性蓄积性疾病,其发病时间难以确定。砷在人体内潜伏期相当长,其危害性不仅是机体摄入过量砷的一段时间,而且在中止高砷接触后,仍可在较长时间内存在,尤其是砷可引起恶性肿瘤等。饮水型砷中毒是一个慢性蓄积性中毒性疾病,发病时间难以确定。

(7)影响地方性砷中毒的病区分布因素:在地方性砷中毒的病情调查中发现,过量砷暴露是砷中毒发生的基本原因,但在相同暴露情况下,即便是在同一家庭,病情也有很大差异。除不清楚个体发病差异的原因外,尚有以下因素影响病情。

1)总砷摄入量:在饮用高砷水的人群中,砷中毒的发病率随饮水中总砷含量增高而增加,患病率与饮用水砷含量及摄入时间等呈正相关。

2)砷的价态、形态:无机砷(iAs)毒性大于有机砷。iAs^{3+}比iAs^{5+}的毒性强约 60 倍,因为iAs^{3+}与机体中的巯基(—SH)有很强的亲和力,而iAs^{5+}亲和力则很弱。饮水型砷中毒病区中的砷价态主要为无机砷,其中iAs^{3+}和iAs^{5+}的含量直接影响到病情的严重程度,即使总砷浓度相同的情况下,这两种价态的比率在很大程度上决定着患者的病情程度;在富氧环境中iAs^{3+}可氧化成iAs^{5+},因此氧化还原环境中砷的价态与形态则相反。

3)地下水中其他化学成分:在台湾发生的乌脚病曾引起轰动,并认为与地方性砷中毒有关。其后,在该地区高砷饮水中又发现腐殖酸含量高,可能与乌脚病有关,但至今尚无最后结论。在内蒙古自治区的地方性砷中毒病区,某些水井在压水时有可燃性气体冒出,也检测到大量荧光物质,但是否影响病情尚不清楚。在另一些地方性砷中毒病区,高砷常伴有高氟、高碘存在,或高砷伴有低碘存在。这些因素可能对地方性砷中毒发生、发展有重要的影响。

4)其他因素:我国的地砷病区多发生在经济状况落后的不发达地区,营养不良,特别是蛋白质摄入不足、不良生活习惯等可能也与病情程度有关。

6.2　地方性砷中毒的临床表现与诊断

(1)地方性砷中毒的临床表现:地方性砷中毒主要为慢性中毒,其特征性表现为皮肤改变,同时伴有神经、血管、消化系统等全身性改变。在不同病区,由于居民携砷介质不同及砷摄入量的差异,临床表现也不尽相同。在轻病区,患者可能有较轻的皮肤改变,而无明显的临床症状。在重病区,临床表现往往很明显,砷中毒引起的神经、心血管、肝脏、肿瘤等并发症亦较多见。有些摄砷量很高的病区,消化道损害症状出现较早,肝脏、心脏、肾脏损害较重,其临床表现明显接近亚急性砷中毒。

1)地方性砷中毒的临床症状:包括以下几方面。

⊙皮肤表现:色素沉着(pigmentation)、色素脱失(depigmentation)和掌跖角化(palmoplantar keratoderma)是地方性砷中毒的特征性表现。根据中毒程度、暴露时间、暴露浓度不同,每个患者可有不同表现,或以色素改变为主,或以角化为主,或兼而有之。当一个患者同时有色素沉着、脱色素及角化时,常称为"皮肤三联征"。

⊙神经系统:神经系统症状是砷中毒患者较早出现的常见症状。严重者主要表现为可伴有头痛、头晕、记忆力减退、眼花、视力或听力下降等。末梢神经受累表现为手脚麻木、感觉异常、感觉迟钝、自发疼痛,尤其是表现为手套、袜套样麻木及感觉异常,末梢神经炎呈对称性由肢端向躯体方向发展,检查可见感觉神经传导减慢。

⊙消化系统:消化系统症状常见有食欲减退、恶心、呕吐、腹痛、腹泻、便秘、腹胀和肝区痛。部分患者可出现肝大、肝硬化。在燃煤污染型病区,肝痛较饮水型病区多见。腹胀和食欲减退与居民砷中毒检出率呈显著的正相关。

⊙心脑血管及末梢循环:在砷中毒病区,主诉肢端怕冷和末梢循环障碍的患者较多,重症患者可有心慌、胸闷、胸痛、胸部不适、背痛,稍活动即感气短,怕冷、四肢凉感。有的患者伴有雷诺氏征和肢端青紫征,尤其是冬季、春季明显。重症患者饮用高砷水数月即有明显胸部不适感,心电图表现有心律不齐、期前收缩,可有高血压、心血管疾病,以及甲皱微循环改变等。

◉其他临床症状:呼吸系统可有咳嗽、气喘、痰多等;泌尿生殖系统可有尿频、尿急等尿道刺激征;女性可有月经紊乱,月经周期延长;除皮肤癌以外,近年报道饮水型砷中毒病区的居民肺癌、肾癌、膀胱癌、肝癌等恶性肿瘤呈高发趋势。由此可见,地方性砷中毒患者临床症状比较复杂,但所有这些症状也可在其他疾病中出现,尚无特异性。因此,单靠地方性砷中毒的临床症状难以做出诊断。

2)地方性砷中毒的临床体征:地方性砷中毒是以皮肤改变为主要特征的全身性慢性中毒性疾病,典型病例常具有皮肤色素脱失、色素沉着、掌跖角化等体征;当一个患者同时出现有色素沉着、色素脱失及角化时,常称为"皮肤三联征",是地方性砷中毒的特异性体征。除此之外,地方性砷中毒患者还可能出现肝脏肿大、腹水、肢体麻木及神经反射异常。病程较久者可继发鲍文氏病、皮肤癌、内脏癌,并发高血压。

◉皮肤色素脱失:色素脱失斑为针头至黄豆大小的脱色斑点,颜色为黄白色、浅白色、灰白色、乳白色,形状为不规则形、圆形、卵圆形,边缘较模糊,表面光滑,无鳞屑,不痛,不痒,以身体的非暴露部位为重,逐渐向四肢减轻。轻者散在分布,重者密集如雨点状。色素脱失斑可与皮肤色素沉着共存或单独存在。皮肤脱色斑的出现时间可早于皮肤色素沉着3个月至1年,而皮肤着色、脱色斑色度往往与病情呈正相关。手足、面部基本不出现。

◉皮肤色素沉着:着色斑主要集中在胸、腰、腹、背、肋、大腿内侧和小腿两侧及屈侧等非暴露部位,逐渐向四肢减轻。色素沉着出现全身性者,表现为弥漫性全身性皮肤颜色加深,呈棕褐色或黑褐色和斑点状棕褐色着色。前者多见于水砷较高的早期病区,后者可见于水砷不高的轻病区,首先出现在机体的非暴露部位,开始时斑点很小且散在分布,随着饮用高砷水时间的延长,斑点逐渐增大,边界不清,密集如雨点状。此外,出现色素沉着的皮肤表面光滑平坦。

◉皮肤角化:掌跖角化是地方性砷中毒特异性体征,呈对称性分布。在皮肤出现色素病变同时,掌跖部非摩擦部位,特别是大小鱼际、掌跖中心部位出现手可摸到隐匿于皮下的小结节(砷结节),或可见到针尖大小至粟粒大小的白亮丘疹(洗手后更清楚),丘疹逐渐增长,有的孤立存在,有的互相融合成斑块或条索状。孤立的病损绝大多数呈圆形或椭圆形,中间略高于皮肤,个别较重的患者呈黄豆或蚕豆大小的半球状角化。慢慢形成 2～4 cm 大小的圆形、卵圆形、条索状、线状、大片状、菜花样、皮角样角化灶。重者可布满正个手掌、足跖,使掌跖呈榆树皮样、蟾蜍皮样。初期角化灶呈浅黄色、半透明,由于摩擦和切削,中心逐渐形成角质栓,角化灶表面中心出现火山口样小凹点,颜色变为黄褐色、灰褐色,其边缘较清楚、表面光滑、无鳞屑,当角化较轻时一般无什么感觉,重时握不住锄把、走路疼痛。由于皮肤皮脂腺和汗腺受损,表面干糙,易行成皲裂,疼痛出血。躯干、四肢部位的角化多为圆形、扁平高于皮肤表面的斑丘疹块,病损呈米粒至指甲盖大,边缘清晰,为棕色、褐色、黑色或暗红色,表面粗糙。少数病变表面有糜烂,自觉痒感。

⊙皮肤癌变:地方性砷中毒患者易继发鲍文氏病或皮肤癌,多为掌跖角化病灶和躯体四肢部位角化物恶变而来。高砷暴露经过 30～40 年的潜伏期后,可发生皮肤鲍文氏病,为单发或多发,病理检查即可诊断。皮肤癌多由掌跖角化引起,以基底细胞癌和鳞状上皮细胞癌为多见。因此,无论是掌跖角化病灶还是身体其他部位角化物,一旦出现奇痒、渗出、溃疡、出血、黑变、疼痛、四周红晕都应尽快检查,切除病灶并进行病理检查。确诊后还应注意其他部位是否恶变,及早发现,及早切除。典型皮肤痛周边隆起,中间溃烂,表面不平整或呈菜花状,迁延不愈,且不断扩大。

地方性砷中毒还常继发肺癌、肝癌等内脏癌,呈现相应的症状和体征。

3)地方性砷中毒的实验室检查:地方性砷中毒实验室检查主要观察体内砷负荷状况,常用指标包括尿砷、发砷、血砷及指甲砷,这些指标的砷均有不同程度的升高。但采取防治措施后,这些指标可回到正常范围,但临床表现仍持续存在。

(2)地方性砷中毒的临床诊断:叙述如下。

1)砷暴露史:长期居住在地方性砷中毒病区是诊断地砷病的必备条件,有饮用含砷过高的水或燃用高砷煤的生活史。我国规定的正常饮水含砷量不超过 0.05 mg/L,燃用煤含砷量 100 mg/kg 以下。根据流行病学调查,水砷在 0.1 mg/L 以下很少见到典型的慢性砷中毒病例。

2)地方性砷中毒的临床诊断标准:我国正式发布地方性砷中毒诊断标准(WS/T 211—2015)明确规定,饮水型地方性砷中毒的诊断主要根据饮水砷含量;燃煤污染型砷中毒则主要根据室内空气中砷浓度和污染食物砷含量,结合患者的临床症状和体征,特别是皮肤色素和掌跖角化,并结合实验室检查,诊断一般并不困难。尿砷和发砷增高可协助诊断。

⊙诊断原则:主要根据个人在病区生活时间长短、接触砷的水平、体内积蓄砷状况、临床表现(症状和体征)以及实验室检查结果,综合分析,排除其他原因之后,予以确定。

⊙诊断标准:①必须在砷病区连续生活 3 个月以上;②掌跖部有其他原因无法解释的过度角化(包括各种角化疹,片块状角化);③躯干和四肢等非暴露部位的皮肤和(或)黏膜(口腔、外阴和阴道等部位)有色素沉着和(或)脱失斑点;④虽无皮肤损害,但有肢端麻木(手套、袜套样感觉障碍),而实验室检查砷含量超过当地正常人群者;⑤虽无上述表现,但以雷诺氏征为主要特征的末梢血管病变,实验室检查砷含量超过当地正常人群者[实验室检查毛发、指(趾)甲和尿砷正常参考标准:尿砷>0.08 mg/L;发砷>0.6 μg/g;甲砷>3.0 μg/g]。诊断时,凡具有①项和②③④⑤项中一项者,即可确诊。

(3)地方性砷中毒的病变分级及临床分度标准:叙述如下。

1)地方性砷中毒的病变分级:包括以下几种。

⊙掌跖部皮肤角化分级如下。

Ⅰ级:掌跖部有肉眼仔细检查可见和(或)可触及 3 个散在的米粒大小的皮肤结节状角化物。

Ⅱ级:掌跖部皮肤有较多或较大的明显的丘疹样角化物。

Ⅲ级:掌跖部皮肤有广泛的斑块状、条索状等不同形态角化物,或者在掌跖部、手足背部有多个较大的疣状物,甚至表面有皲裂、溃疡和出血。

⊙皮肤色素沉着分级如下。

Ⅰ级:以躯干非暴露部位为主的皮肤颜色稍变深或有对称性散在的颜色较浅的棕色点状色素沉着。

Ⅱ级:以躯干非暴露部位为主的皮肤呈灰色或有较多的深浅不同的棕褐色点状色素沉着。

Ⅲ级:以躯干非暴露部位为主的皮肤呈灰黑色或有广泛密集的棕褐色斑点状,或有较多深棕黑色、黑色直径在 1 cm 左右色素沉着斑块。

⊙皮肤色素脱失分级如下。

Ⅰ级:以躯干非暴露部位为主的对称性皮肤散在的或针尖大小的色素脱

失点。

Ⅱ级：以躯干非暴露部位为主的皮肤有较多的边缘模糊的点状色素脱失斑点。

Ⅲ级：以躯干非暴露部位为主的皮肤有广泛密集的边缘模糊的点状色素脱失斑点。

⊙鲍文氏病、皮肤癌：掌跖角化物出现糜烂、溃疡、疼痛。躯体角化物或色素斑黑变，表面毛糙、糜烂、溃疡、疼痛，以及周围皮肤红晕，并经活体组织病理检查确诊。

2）地方性砷中毒的临床分度标准：包括以下几种。

⊙可疑：①皮肤仅有Ⅰ级色素沉着或Ⅰ级色素脱失斑，或仅在掌跖部皮肤1～2个米粒大小结节状角化物者。②在燃煤污染型病区有明显视物不清、味觉减退、食欲差等表现者。

⊙轻度：在可疑基础上出现以下情况之一者。①掌跖部皮肤有Ⅰ级角化，或躯干皮肤Ⅰ级色素沉着和Ⅰ级色素脱失斑同时存在。②在可疑对象中，如有周围神经损害者或尿砷、发砷含量明显高于当地非病区正常值者亦可列为轻度。

⊙中度：在轻度基础上，掌跖部皮肤角化、躯干皮肤色素沉着和色素脱失中有一项为Ⅱ级者为中度。

⊙重度：在中度基础上，掌跖部皮肤角化、躯干皮肤色素沉着和色素脱失中有一项为Ⅲ级者为重度。

⊙鲍文氏病和皮肤癌：经活体组织病理检查确诊者。

（4）地方性砷中毒的鉴别诊断：叙述如下。

1）全身性皮肤着色：包括以下几方面。

⊙库欣病（肾上腺皮质功能亢进症）：表现为弥漫性色素沉着，向心性肥胖、呈多血色的满月脸、水牛肩、腹部脂肪聚集，四肢远端相对细瘦，躯干、四肢近端皮肤变薄并有紫色的萎缩纹，可伴有高血压、糖尿病、骨质疏松，血液中高钠低钾，面部和体表多毛。皮肤易发生体表感染脓疱疮、毛囊炎、癣病等。晚期可有精神变态、抑郁、情绪易激动及癔症样症状。

⊙布鲁氏菌病：布鲁氏菌病是由布氏杆菌引起的传染性疾病。急性期主要表现是发热、多汗，大关节游走性疼痛、肿胀，肝脾、睾丸、淋巴结肿大。慢性期主要表现为乏力、多汗、全身酸痛、大关节疼痛(过劳或者气候变化加重)、部分患者皮肤变黑。

⊙炎症后色素沉着:一般局限于皮肤炎症部位,色素沉着为淡褐色、紫褐色至深褐色不等,有时伴有轻度苔藓化,色素沉着常在皮炎时较快发生,皮炎消失后,色素也缓慢消退。历时数周或数月,也有持续数年不退者。根据原有的皮肤炎症史和随后的色素沉着易于诊断。

⊙雀斑:面部的黄褐色或黑褐色斑点,是遗传性疾病。多五岁后发生,随年龄增大而增多。常见于面部(主要分布在鼻翼的两侧)、颈肩部、背上部、手背部。

2)脂溢性角化病(seborrheic keratosis):脂溢性角化病20岁可出现,一般在35岁后发生,70岁以上几乎人人皆有。男性较女性多见。损害发生后不会自愈。皮损分布主要发生在面部两颞部,其次是颈部、上肢、背部、腰部、骶骨部、下肢,手掌、脚掌不受累及。质地坚实,底部呈圆形、椭圆形或不规则形。病久后出现油腻性鳞壳,剥去后又可再生。数目多少不定,1个或200个以上。皮疹0.1～1 cm,偶见数厘米。无自觉症状,损害疏散分布,无融合倾向。损害缓慢发展,有的长达数十年之久。皮损恶变率极低,世界上只有两例报道。

3)色素减退性疾病(pigmentation disorders):包括以下两种疾病。

⊙白癜风:白癜风是局部黑色素细胞破坏引起的后天性色素脱失的皮肤病。其病灶分布于面部、上肢、下肢、腹部、胸部、背部、颈部、头部、外生殖器等。患者个性特征是,情绪不稳定,有焦虑、紧张、易怒、忧郁等反应。

⊙特发性点状白斑(老年性白斑、播散性豆状白皮病、特发性滴状白斑):特发性点状白斑3岁即可发生,30岁以上逐渐增多,70岁后几乎人人都有。其病灶多分布于四肢、躯干,其他部位很少。皮损特点是,乳白色小斑点,2～6 mm,边缘清楚、表面光滑、可有皱褶和萎缩,呈圆形、多角形或不规则形,不扩散,不融合,大小不变,与皮肤表面相一致,少量皮损稍有凹陷,无自觉症状。

4)掌跖角化:掌跖角化病是一组以掌跖部呈弥漫性或局限角化过度为特征的遗传性皮肤病,常见的有下列几型。

⊙弥散型掌跖角化病:弥散性角质增厚,光滑质硬或点状角质剥脱。

⊙播散型掌跖角化病:点状和线状掌跖角化症。

⊙边缘型掌跖角化病:常发生于15～30岁,持续终生不变。皮损为多数圆形或椭圆形粟粒至绿豆大点状、半透明、坚硬角化的小丘疹,散发在掌跖部和指部,亦可群集成片或片状排列。角质丘疹脱落后,可呈现火山口样小凹陷,周围角质增厚。

⊙线状掌跖角化症:角化灶由手掌做辐射状排列。

⊙外伤性掌跖瘢痕角化点:农牧区居民手掌有散在的小米粒大小、半透明、扁平的角化点,无自觉症状,有外伤史。较小,不增长,不变大,表面光滑,一般不高于皮肤,用刀削时疼痛出血,无豆腐渣样的东西可削下。

(5)地方性砷中毒的病区判定及划分标准:叙述如下。

1)地方性砷中毒的病区判定:对病区的判定必须满足三个条件。①在居民生活的环境中,饮用水砷含量>0.05 mg/L(排除人为污染导致的水砷浓度升高),或在以煤为生活燃料的地区,居民敞烧煤砷含量>40 mg/kg。②暴露人群中出现临床诊断的慢性砷中毒患者(按地方性砷中毒临床诊断标准诊断的患者)。③排除其他砷污染所致的慢性砷中毒和其他疾病。

2)地方性砷中毒的病区划分标准:饮水型砷中毒和燃煤污染型中毒两病区的划分标准不同。

⊙饮水型砷中毒病区的划分标准:①潜在病区,饮水砷含量≥0.05 mg/L;没有患者。②轻病区,饮水砷含量>0.10 mg/L;患病率不超过10%。③中病区,饮水砷含量>0.30 mg/L;10%≤患病率<30%。④重病区,饮水砷含量>0.50 mg/L;患病率≥30%,出现重度患者。

⊙燃煤污染型砷中毒病区的划分标准:①潜在病区,燃煤砷含量≥40.0 mg/kg;只有可疑患者。②轻病区,燃煤砷含量>100.0 mg/kg;患病率<10%。③中病区,燃煤砷含量>200.0 mg/kg;患病率<30%。④重病区,燃煤砷含量>400.0 mg/kg;患病率≥30%,出现重度患者。

6.3　地方性砷中毒的病理学特征

砷中毒病理改变与其病程有关,急性砷中毒发病急,在病理改变尚未明显时已死亡,往往缺乏特征性改变。急性、亚急性砷中毒与慢性砷中毒临床表现差别较大,病理表现也不尽相同。地方性砷中毒临床以皮肤病变为主,病理上亦以皮肤改变为明显。

(1)皮肤角化:皮肤角化以掌跖部为特征性改变,呈对称性,为半透明小丘疹、浅黄或黄褐色角化疹、疣,中央可有角化栓,小米粒至蚕豆大小。轻者散在分布,重者密集或相互融合,病灶周围无炎性改变。疣状角化物顶端可呈菜花状。病理组织学见表皮增生活跃,角质层厚,结构疏松,角质层内可见未消失的浓缩细胞核及无核角化细胞。表皮各层增厚,颗粒层较明显,细胞内常充满蓝染嗜碱颗粒,此层常形成尖头状,突入角质层内。基底层增生活跃,棘细胞层较厚,皮脚向真皮层突出,可相互连接呈海绵样表现,但基底膜完整。细胞核大小不一,形态各异,可有巨核、多核细胞。棘细胞常出现空泡变、红染的角化细胞、不同大小角化囊等。真皮层有时可有不同程度小圆形细胞浸润、水肿,真皮层胶质纤维增多。躯干部角化物为斑丘疹状,褐色或黑色,有米状至手指甲大小,稍高于皮肤,表面粗糙,周围肤色多正常。少数暗红色,表面糜烂。病理组织相常有角质增厚,表皮不同程度增生和萎缩共存。基底层、棘细胞层可增厚,结构较乱,不同程度异形性,胞核大小不一,有时可见核分裂及多核细胞,可见单个角化细胞,有时出现较大角化囊,其内充满红染角质。棘细胞亦常有空泡变性。基底层及棘细胞层有很多棕色颗粒或肿块。皮脚增宽或向真皮层突入,但不及掌跖角化明显。少数恶变成鳞状上皮癌,局部无正常皮肤结构,癌组织向真皮浸润。有些角化斑组织学上类似老年角化斑、毛囊角化病样、扁平癣样、牛皮癣样、黑色棘皮病样及鲍文氏病。

(2)皮肤色素改变:色素沉着可为弥漫性褐色至褐灰色,色素沉着或褐色点状色素斑点,脱色斑点为小圆形,小米至黄豆大小,浅于正常肤色。轻者散在分布,典型者如雨点状分布,色素沉着与脱色斑点常共存使皮肤呈花皮状。病理组织无特殊性,色素沉着处基底层色素颗粒明显增多,棘细胞可出现空泡变,角质层可有轻度增生或不明显。邻近可有萎缩性变化,色素颗粒亦减少。

(3)其他部位:呼吸道吸入者鼻黏膜可充血、鼻甲肥大或萎缩,可有鼻中隔穿孔、慢性呼吸道炎症,可有肺气肿、支气管扩张、肺间质纤维化,少数患者并发肺癌。

经消化道吸入者,可有消化道黏膜水肿、萎缩。肝脏出现脂肪变性、坏死、胆管增生、门静脉管壁透明样变、肝血管内皮瘤。食管可出现静脉曲张。电镜下可见肝细胞线粒体肿胀。心脏肥大、可见心肌纤维肥大、心肌坏死、脂肪变性等。中小动脉管壁增厚、硬化甚至闭塞,血管内膜内皮细胞肿胀、空泡样变,嗜酸性细胞浸润,管壁纤维化,管腔狭窄或闭塞,毛细血管扩张。骨髓检查可见幼红细胞核破裂,嗜碱性颗粒红细胞,偶有巨核红细胞。扫描电镜下见红细胞变形。肾脏可呈肾炎样改变。神经元、轴突可有变性,可见周围神经脱髓鞘和神经周围纤维化、神经萎缩等[6]。

6.4　地方性砷中毒的病因与发病机制

有关砷中毒的发病机制,长期以来一直是研究的重点。由于人类对地方性砷中毒的认识较晚,确切的发病机制至今尚未明确,但目前已形成多种假说,主要包括砷干扰 DNA 甲基化、致染色体畸变、抑制 DNA 修复、致 DNA 损伤、诱导细胞增生、改变信号转导模式和诱导氧化应激等。本部分从砷与砷化物的毒性、砷的代谢、砷诱导氧化应激、砷对酶的影响、砷引起 DNA 损伤几方面简述。

(1)砷与砷化物的毒性:自然界的砷主要以化合物形态存在,主要有砷的无机化合物(氢化物、氧化物、硫化物等)和砷的有机化合物。砷化物种类较多,不同的砷化物毒性相差很大。元素态砷因其溶解度很低,对机体的直接毒性不大,但其氧化后形成剧毒氧化物对人体危害极大。无机砷毒性大于有机砷,三价砷毒性大于五价砷,即 $AsH_3 > As^{3+} > As^{5+} > RAsX > As^0$。

(2)砷的代谢:无机砷或有机砷经口摄入后在胃肠吸收,吸收后的砷主要结合到红细胞,并随血液循环到身体各部位。未被吸收的砷从粪便排出,已吸收的砷主要从尿液排出,肌内注射或静脉注射的砷极少在粪便中发现,表明已吸收的砷基本上不从消化道排出。饮用水中的砷主要为无机砷(iAs),其中三价无机砷(iAs^{3+})的毒性大于五价无机砷(iAs^{5+}),部分原因在于细胞对两者的吸收速率不同。iAs^{3+} 主要是通过水解糖蛋白转运体进入细胞,iAs^{5+} 通过磷酸转运体转运。机体细胞对 iAs^{3+} 摄取能力为 iAs^{5+} 的 4 倍,在细胞内 As 可代谢为 iAs^{3+},进入细胞的砷可分布在细胞核、线粒体、微粒体中,不溶性砷大部分与蛋白质结合,这在用过碘酸氧化腺苷抑制无机砷甲基化后可明显见到。在细胞内,无机砷可以被甲基化而形成二甲基胂,在这过程中 S-腺苷甲硫氨酸(SAM)为砷的甲基化提供甲基。无机砷甲基化作用在肝脏中最活跃,这个作用可能受还原型谷胱甘肽影响,即促进 iAs^{3+} 进入细胞,刺激甲基化作用,增加二甲基胂排出等,肝细胞对砷吸收少,甲基化作用小。无机砷的有机化可能是无机砷解毒的重要步骤。

无机砷在体内代谢能产生不同形式和价态的砷化物,这些砷化物具有不同的毒性和对应的靶器官。尿砷含量及形态分布是评价人群近期砷暴露和机体砷代谢的重要指标。饮水型砷暴露人群尿液中不同形态砷的分布一般为 $10\%\sim15\%$ iAs,$10\%\sim15\%$ 单甲基胂酸(MMA),$60\%\sim80\%$ 二甲基胂酸(DMA),但个体间存在很大差异。

(3)砷诱导氧化应激学说:氧化应激是指体内氧化、抗氧化这两个体系的失衡所引起的机体生化生理过程异常。iAs^{3+} 在体内外都可产生大量的活性氧和自由基,并引起氧化应激指示剂血红素加氧酶的产生增多。$2\ \mu g/ml$ 亚砷酸盐可迅速提高细胞内氧自由基水平并诱导细胞发生缺失突变,自由基淬灭剂二甲基亚砜能够减少自由基水平和突变发生率。砷进入体内经转化为氧苯胂,氧苯胂与蛋白质的巯基及细胞酶结合,影响酶的活性,从而干扰体内细胞的正常代谢。砷剂进入人体后,部分在体细胞内转化为活性氧。过量的活性氧积累至机体难以及时清除这些自由基时,导致损伤生物体内的各种生物大分子,破坏机体的生理过程,最终诱导氧化应激。超氧化物歧化酶为人体氧自由基的清除物,它能有效地清除超氧阴离子自由基;过量砷化物可降低超氧化物歧化酶的活性,从而抑制机体主要抗氧化,引起机体氧化、抗氧化调节机制失衡,进而引起脂质过氧化损伤。

(4)砷对酶的影响:砷有明显的亲硫特性,三价砷在体内能与有机物结合成氧苯胂(R—As—O)存在。人体内巯基(—SH)是酶类催化过程中重要的功能团,而砷与巯基的结合,抑制了一些酶的活性,使机体内的正常生物化学反应、生理过程受到影响。常见受影响的酶有丙酮酸氧化酶、琥珀酸脱氢酶、乳酸脱氢酶、Na^+-K^+-ATP 酶、谷胱甘肽过氧化物酶、葡萄糖磷酸脱氢酶、延胡索酸乳酸脱氢酶、胆碱酯酶、DNA 合成酶 Ⅱ、过氧化物歧化酶、细胞色素氧化酶、α-谷氨酸氧化酶及多种转氨酶等。砷使机体内很多酶受到限制,必然导致机体内产生多种复杂的生化、生理障碍,长期的异常反应就必然引起体内各系统发生一系列的功能性或病理性改变。

由于砷在体内主要依靠甲基化进行代谢,砷对甲基化酶的影响尤为突出。砷参与甲基化过程也是砷中毒的机制之一。在研究甲基化代谢对基因损伤的作用时发现,砷化合物在体内参与甲基化代谢后再造成 DNA 损伤修复。砷干扰细胞呼吸作用、影响细胞能量供应和物质代谢的途径之一就是阻断三羧酸循环中的一些反应步骤,尤其是丙酮酸经氧化脱羧作用生成乙酰 CoA 和 α-酮戊二酸经脱羧反应生成琥珀酰 CoA,这两个生化反应步骤对砷非常敏感。因为二者均由一系列不同酶催化进行,需要不同的辅酶参与,硫辛酸就是这些辅酶之一。硫辛酸以两种形式存在:一种是环状二硫化物(氧化态);另一种是链状的含有二巯基的化合物,即二氢硫辛酸(还原态)。当砷与二氢硫辛酸中的两个巯基结合形成一个稳定的六元环后,即阻止了二氢硫辛酸与酶的结合,抑制了二氢硫辛酸向硫辛酸的转化反应,从而使细胞的呼吸代谢受到抑制。

在皮肤中,砷与角蛋白的巯基结合而蓄积,蓄积的砷初期刺激了酪氨酸,使黑色素细胞产生了大量色素,沉积在皮肤中,随着砷的蓄积使黑色素细胞受到抑制,甚至凋亡,导致皮肤出现褪色性斑点及脱色性斑点。皮肤中的砷直接作用于小血管和毛细血管,使皮肤毛细血管充血及循环紊乱。掌跖部位是人体表皮组织厚度最大的部位,又缺乏毛囊组织,所以在掌跖部皮肤蓄积的砷极难排出。在砷的刺激下,掌跖部皮肤基底细胞乃至棘细胞均出现活跃增强,但表皮的角质层因与砷结合而影响了其成熟,局部发育不全,难以脱落,最终导致明显的增厚角化。

此外,砷暴露人群外周血红细胞胆色素原脱氧酶(PBG-D)和尿卟啉原脱羧酶(URO-D)的活性显著增高,提示慢性砷中毒可改变血红素生物合成途径中某些酶的活性。

(5)砷引起 DNA 损伤:砷可引起 DNA 的损伤且对 DNA 的影响是复杂的。砷可诱发姐妹染色单体交换、染色体畸变、细胞恶性转化和抑制 DNA 修复。

肝是甲基化的主要场所。4 种甲基化胂酸盐都可引起细胞染色体畸变和姐妹染色体互换等 DNA 损伤,但三价甲基亚胂酸盐的作用强于五价甲基亚胂酸盐,而二甲基胂酸作用最强。二甲基胂酸和单甲基胂酸二者通过不同途径损伤 DNA,二甲基胂酸主要通过脂质过氧化导致 DNA 损伤或改变细胞信号传导系统,单甲基胂酸或无机砷可能主要通过干扰蛋白酶系统。DNA 损伤由强到弱的顺序是:DMA＞MMA＞iAs^{3+} 和 iAs^{5+}＞MMA。在人成纤维细胞和仓鼠卵巢细胞系中,iAs^{3+}≥1 μmol/L 时能够诱导细胞染色体畸变和核内复制,iAs^{3+} 和 iAs^{5+} 在 0.011 μmol/L 甚至更低浓度时就可引起姐妹染色体交换。用单细胞凝胶电泳法检测燃煤污染型砷中毒患者血细胞 DNA 的损伤作用,以

DNA 的彗星尾长的长度为检测指标,结果显示砷中毒患者的 DNA 彗星尾长明显长于对照组,砷能引起人体血细胞 DNA 单链断开[7]。

尽管体外实验为砷毒性及其致癌性的可能机制提供了有用的信息,但应该认识到这些实验的许多局限性。体外系统对砷的定性和定量反应受多重因素的影响,如所用砷的类型,暴露剂量和时间,观察期长短和观察特点,实验和培养条件,以及细胞类型和组织来源等。由于对砷的代谢、毒性和致癌性的反应存在很大种属差异,并且在同一种属存在个体差异,因而对形成这种差异原因及其发生机制的研究仍显得十分必要。对于砷的甲基化机制及不同的代谢物与关键组织和蛋白质间的相互作用尚需深入研究。

6.5　单核苷酸多态性与地方性砷中毒

单核苷酸多态性(single nucleotide polymorphism,SNP),主要是指在基因组水平上由单个核苷酸的变异所引起的 DNA 序列多态性,是人类可遗传变异中最常见的一种,占所有已知多态性的 90% 以上。从理论上来看,每一个单核苷酸多态位点都可以有 4 种不同的变异形式,但实际上发生的只有两种,即转换和颠换,二者之比为 1 : 2。基因多态性的存在,使得该基因所编码的酶、细胞因子等生物活性产物在不同的个体呈现不同的结构和活性,从而使个体在微生物防御和外源物质代谢等生命活动中具有不同的反应能力。基因的多态性常会改变个体患某种疾病的风险,即改变个体对某种疾病的易感性[8]。

地方性砷中毒(包括饮水型砷中毒和燃煤污染型砷中毒)的发生存在个体差异,除年龄、性别、砷暴露量、营养状况等因素外,个体间砷中毒易感性的不同可能与某些基因多态性密切相关。

砷致 DNA 损伤及修复抑制,氧化损伤等毒作用机制,以及代谢酶基因多态性、DNA 修复酶基因多态性及氧化应激基因多态性与砷中毒及其在体内的代谢特点有着密切的关系。

6.5.1　代谢酶基因多态性与地方性砷中毒

砷是确认的人类致癌物。在癌变的始动阶段,代谢酶基因多态性(metabolic enzyme gene polymorphisms)对环境致癌物的致癌效应起着关键作用。

谷胱甘肽硫转移酶(GST)、三价砷甲基化转移酶(AS3MT)、亚甲基四氢叶酸还原酶(MTHFR)和嘌呤核苷酸磷化酶(PNP)参与了砷的甲基化代谢。

目前,饮水型砷中毒、燃煤污染型砷中毒均有关于谷胱甘肽硫转移酶基因多态性的报道,涉及 *GSTO*、*GSTMl*、*GSTTl* 和 *GSTPl* 几种基因,但不同的研究对象,其研究结果有所不同。GSTO 酶为无机砷生物转化过程中的限速酶。GSTO1-1s 是人类谷胱甘肽硫转移酶的一亚型,在人体组织的多种细胞中都有表达。不同人群中 *GSTO1-1s* 基因多态性位点有很大差异。*GSTO1-1* Thr217Asn 的改变可能会影响个体对砷的代谢能力,从而导致机体砷中毒易感性的差异。*GSTO2* Asn142Asp 基因型个体与同时携带 *GSTO1* 140AlaP Asp +AspP Asp 和 *GSTO2* 142AsnP Asp+AspP Asp 基因型个体对燃煤污染型砷中毒具有较高的易感性,而饮水型砷中毒的研究则未发现二者之间有明显关联性。在对饮水型和燃煤污染型砷中毒的研究中均发现,*GSTMl*、*GSTTl* 和 *GSTPl* 3 种基因多态性可影响砷中毒易感性。

三价砷甲基化转移酶是砷甲基化代谢途径中另一个重要酶,三价砷甲基化转移酶基因 *AS3MT* 有 3 个单核苷酸多态性位点(G12390C、C14215T、G35991A)与 DMA/MMA 相关联,*AS3MT* Met287Thr 的多态性与砷致皮肤的癌前病变易感性有一定关联。

亚甲基四氢叶酸还原酶是叶酸代谢的关键酶,*MTHFR677* C→T 的多态性可导致 S-腺苷甲硫氨酸缺乏,引起砷甲基化代谢能力降低。

PNP His20His、*PNP* Gly51Ser 和 *PNP* Pro57Pro 的多态性可能影响五价砷还原,与砷中毒的关系具有重要意义,但嘌呤核苷酸磷化酶与体内砷代谢的关联性,迄今为止各种观点难以统一。虽然在 PNP 缺陷病例和正常人群中更多的多态性位点被发现,但它们并未被证实在砷代谢过程中发挥作用。对于 PNP 在砷代谢中的作用及其基因多态性与砷代谢产物谱和地方性砷中毒易感性的关系还需进一步的研究。

除上述与砷甲基化代谢有关的酶外,对细胞色素 P450 中的 *CYP1Al*、*CYP2E1* 基因多态性与燃煤污染型砷中毒的关系的调查未发现其与燃煤污染型砷中毒的发病风险有关。此外,一些砷代谢相关酶类在人群中存在基因多态性,这些酶类包括多种耐药相关蛋白(MRP)及砷酸盐还原酶等。

6.5.2　DNA 修复酶基因多态性与地方性砷中毒

砷可导致 DNA 损伤及修复抑制已被证实。DNA 修复在维持细胞遗传稳定性和细胞稳态等方面起重要作用。DNA 的修复失常与多种疾病的发生有关。DNA 修复酶基因多态性(DNA repair enzyme gene polymorphisms)常常导致机体对某种疾病的易感性增加。细胞中主要存在碱基切除修复(BER)、核苷酸切除修复(NER)、错配修复(MMR)和 DNA 双链断裂修复(DSB)途径。

在碱基切除修复途径中,人 8-羟基鸟嘌呤糖苷酶(hOGGl)是一种 DNA 损伤修复酶,其功能为特异性识别并切除 DNA 双链中的氧化损伤主要产物 8-羟基鸟嘌呤(oh8Gua)。孟加拉国饮水型砷中毒的调查未发现 *hOGGl* Ser326Cys 基因多态性与砷导致的皮肤损害易感性之间存在相关性,而我国国内对燃煤污染型砷中毒的研究发现,*hOGGl* Ser326Cys 位点及 *XRCCl* Arg399Glu 位点的碱基突变引起编码氨基酸改变,可导致砷中毒的发病风险升高。

核苷酸切除修复途径可修复多种类型的 DNA 损伤,着色性干皮病 D 基因 *XPD* 在核苷酸切除修复早期发挥核心作用。已有研究表明,饮水型砷中毒人群中 *XPD* Lys751Gln 多态性与砷致皮肤过度角化的发病风险有关。国内对燃煤污染型砷中毒的研究也发现,该位点的多态性可能增加砷中毒的发病风险,提示 *XPD* Lys751Gln 多态性与砷中毒易感性可能有关。核苷酸切除修复途径的另一重要基因——着色性干皮病 A 基因 *XPA* 多态性可能与砷中毒易感性相关,发现 *XPA* A23G 突变纯合型与砷致基底细胞癌发病风险有一定联系。

6.5.3　氧化应激基因多态性与地方性砷中毒

砷在体内的代谢包括氧化反应和还原反应,此过程中会产生大量的活性氧自由基,导致机体 DNA 损伤、脂质过氧化等病理改变。国外对饮水型砷中毒的研究发现,髓过氧化物酶基因 *MPO* 463G→A 和过氧化氢酶基因 *CAT* 262C →T 基因的多态性与砷致皮肤过度角化易感性有一定联系,并且两者的变异对砷中毒可能存在协同作用。国内亦有氧化应激基因多态性(oxidative stress gene polymorphisms)的报道,如 *MPO* 463G→A 和 *CAT* 262C→T 基因多态性与燃煤污染型砷中毒易感性的报道,但未发现二者有关联。对我国台湾高砷暴露地区砷中毒患者的研究显示,皮肤癌的危险度与氧化应激相关酶环氧化物水解酶1(EPHX1)第3外显子基因组多态性显著相关；NAD(P)H氧化酶、CAT和内皮细胞型一氧化氮合酶(e-NOS)基因组多态性与砷相关高血压显著相关，尤其是高甘油三酯的病例更显著。

6.5.4　其他基因多态性与地方性砷中毒

金属硫蛋白基因 *MT2A* rs10636 多态位点的基因型与饮水型地方性砷中毒有关。性别是影响基因 *MT2A* rs10636 位点多态性的危险因素。基因 *MT2A* rs10636 位点可以作为饮水型地方性砷中毒的生物标志。

6.5.5　基因多态性在地方性砷中毒研究中存在的主要问题

国际上公认的单核苷酸多态性研究分为3个阶段——单核苷酸多态性的发现、验证和在人群中的筛选。但目前多态性与地方性砷中毒关系的研究仍集中在第一阶段，所获得的信息有限。由于影响砷中毒易感性的因素纷繁复杂，多态性研究结果很不一致。这些因素归纳起来主要有：①遗传因素，如不同基因或同基因不同位点多态性与砷中毒的关系以及这些基因间的交互作用，种族因素等；②环境因素，如在砷暴露的同时是否还有其他环境致癌物的暴露以及接触环境致癌物的类型、剂量、接触方式和时间等；③个体因素，如性别、年龄、生活习惯(吸烟、喝酒等)、内分泌功能、营养状况等；④研究规模因素，研究的样本量偏小是砷中毒多态性研究的常见问题之一，因此难以判断基因型频率较低的基因，而某些与砷中毒关系密切的基因恰是基因型频率较低的基因，如 *GSTO1* Glu155del、*GSTO1* Ala236Val 等，需要较大样本量才能获得较科学的结果。此外，目前研究报道的多为单基因研究，而地方性砷中毒的发生是多基因、多途径、多因素共同作用的结果，仅以某个基因的一个或几个多态性位点评价该基因或其所编码的酶对砷中毒发病风险的影响尚不够全面。对地方性砷中毒这样的多基因变化，以通路为基础的多基因、多位点联合分析应该成为关联研究的优选策略。

虽然地方性砷中毒与基因多态性关系的研究尚存在较多不足，但有一点不容置疑，即探讨基因多态性、研究基因-基因、环境-基因的相互作用，对于揭示砷中毒机制，筛选和保护易感人群具有重要而深远的意义。

6.5.6　基因多态性与地方性砷中毒关系研究的展望

随着人类基因组计划的完成及环境基因组计划的实施,生命科学界将在更深层次上对环境与基因相互作用及其对人类健康的影响进行研究,同时加速对环境应激基因多态性的研究。砷相关基因多态性的进一步研究,有助于从病因学角度了解基因-环境的相互作用,深入认识地方性砷中毒的发病机制。

基因多态性研究为人类探索地方性砷中毒产生的本质及发展更具个体化的临床治疗措施开辟了一个全新的领域。通过基因多态性的研究,可发现砷中毒的易感基因,对携带这些易感基因或基因型的个体采取某些措施以减少暴露危险,甚至进行药物预防,以及在一定的年龄阶段开始进行针对性的体检及指导,从而达到降低疾病发生可能性和早期发现疾病的目的。因此,基因多态性在地方性砷中毒防治中,特别是在地方性砷中毒的病因预防(一级预防)中有着广阔的应用前景。

6.6　与地方性砷中毒相关的基因表达谱研究

目前,国内外广泛开展了对地方性砷中毒的研究,但大多集中在对头发、皮肤、血清和尿液样品含砷量的检测,对地方性砷中毒相关基因表达谱的研究较少,国内有对燃煤污染型砷中毒基因表达的研究,国外有对饮水型砷中毒基因表达的研究。

在燃煤污染型地方性砷中毒差异基因表达的研究中,表达上调的基因有 *K10*、*GSTPl*、*HDAC1*、*TIMP - 3*,表达下调的基因有 *DNMT1*、*GSTPl*、*ER-CC1*、*XPD*、*MT*、*MMP - 3*。

燃煤污染型砷中毒组患者口腔黏膜脱落细胞中 *K10* 基因表达明显增加,*K10* 的过度表达往往与上皮的过度分化和角化有关,分子水平研究也证实 *K10* 在细胞增殖、过度角化等皮肤损害时也出现表达的异常[9]。

燃煤污染型砷中毒可导致人体 *GSTPl* 基因启动子区 DNA 甲基化。随着砷中毒人群病情加重和皮肤病损程度的加重,*GSTPl* 基因 DNA 甲基化阳性率明显增加,进而抑制其 mRNA 和蛋白质表达。*GSTPl* 基因在砷致病或致癌过程中起重要作用。

潘雪莉等人发现在砷中毒患者皮肤组织中 HDAC1、DNMT1 蛋白表达增强。砷中毒患者外周血中 HDAC1 mRNA 的表达与对照组比较差异无显著性，HDAC1 蛋白可能主要在砷中毒病变组织中高表达，蛋白表达增强可能是砷中毒发生的早期变化。DNMT1 蛋白在砷中毒患者皮肤组织中表达增强，并与砷中毒患者皮肤损害程度呈正相关，但是在对 DNMT1 mRNA 表达的研究中发现，DNMT1 mRNA 的表达下调，并且随着皮肤病损程度的加重，砷中毒患者外周血中 DNMT1 mRNA 的表达降低，这与 DNMT1 蛋白在砷中毒患者皮肤组织中表达情况不尽一致。

燃煤污染型砷中毒患者 MMP－3 表达水平降低，TIMP－3 表达升高。细胞外基质（EMC）的过度沉积作为增生性瘢痕发生、发展及成熟的主要物质基础，来自增生性瘢痕的成纤维细胞在体外 MMPs mRNA 表达水平明显低于正常皮肤成纤维细胞。通过对瘢痕成纤维细胞在体外表达间质溶解素 1（MMP－3）RNA 水平及其降解细胞外基质活性的检测证实，瘢痕成纤维细胞有着 MMP－3 低表达的特性，表明 MMP－3 低表达、低活性是引起瘢痕细胞外基质不断沉积的重要因素，MMP－3 低表达是增生性瘢痕组织内细胞外基质过度沉积的重要原因。这与砷中毒发生时临床上首先出现皮肤病变，包括手与足掌角化、皮肤色素沉着和皮肤脱色，最后出现肝纤维化等症状有着密切的关系。

TIMPs 基因可通过影响肿瘤细胞增殖、骨架改变等参与抑制肿瘤细胞浸润的机制，是肿瘤细胞转移调控机制中的负作用因子。当砷中毒患者出现皮肤病变的症状时，TIMP－3 mRNA 表达可能出现应激性升高。

随砷中毒患者发砷增加，砷中毒患者外周血中 ERCC1 mRNA 表达有下降趋势，发砷与 ERCC1 mRNA 表达呈明显负相关。核苷酸切除修复（NER）系统的核心蛋白 ERCC1 常伴随肿瘤发病率增加而低表达，ERCC1 基因缺陷的个体显示出严重的 DNA 修复障碍。砷中毒患者血中 XPD mRNA 表达下降。

赵艳等人调查燃煤污染型砷中毒患者 MT mRNA 表达降低，此结果与国外报道有所不同。国外 20 世纪 90 年代初有报道。曲春清等人用三价砷注射小鼠，发现鼠肝 MT－I 和 MT－II mRNA 的量均增加。K. Kalia 发现亚砷酸盐慢性诱导大鼠肝上皮细胞可发生恶性转化，该转化细胞 MT 大量表达。考虑是否与砷中毒程度有关，早期、小剂量砷中毒可引起 MT－I、MT－II mRNA 的量增加，随着接触砷时间增加，砷中毒加重，MT－I、MT－II mRNA 的表达可降低,其机制有待进一步探讨。

在饮水型地方性砷中毒基因表达的研究中,K. Bailey 等人在内蒙古自治区饮水型砷中毒患者皮肤角化损伤的全基因表达谱研究结果显示,砷中毒患者不同于对照组,有 2824 个差异表达基因,其中差异在 1 倍以上的表达基因中有 1013 个上调基因,1811 个下调基因,差异在 1.5 倍以上者有 2791 个基因。这些基因与细胞发育、分化、凋亡、增殖相关。通路分析得到与信号转导调控、细胞分化、细胞骨架与黏附,细胞增殖与凋亡、细胞周期与应激反应、DNA 损伤与修复相关的通路[10]。

6.7　地方性砷中毒的代谢组学变化

生物标志物是生物体受到严重损害之前,在不同水平上因受环境因子影响而异常化的信号指标。生物标志物主要包括 3 类——暴露标志物、效应标志物和易感性标志物。暴露标志物主要是体内某些外来化学物质或该化学物质与体内内源性物质相互作用的产物。效应标志物是生物体在暴露后产生的功能性或结构性变化的生物标志物。易感性标志物是指机体暴露于某种环境因子时,由于其先天易感性或后天获得性缺陷而反映出的一类生物标志物,与个体遗传背景等有关。

因为砷对机体的毒副作用机制,尤其是分子机制尚不清楚,所以对砷中毒生物标志物的研究有助于早期识别机体生物学效应和易感人群,同时可用于砷中毒发病机制和防治效果的研究。利用生物标志物的特异性,可直接测量人群砷暴露水平及其毒效应水平,估计发病风险,对砷中毒早期发现及监测评价起着重要的作用。因此,砷中毒生物标志物的研究对于地方性砷中毒的预防与治疗具有重要的意义。

6.7.1　体内标志物

(1)血砷:由于血砷的生物半衰期很短,砷进入血液后,大部分以较高的速率从血浆清除,因而血砷仅是监测短期接触水平的指标。

(2)尿砷:砷进入人体后 90% 可随尿液排出,且排泄速度相当缓慢。尿砷能灵敏反映人体摄砷水平与接触砷源的时间,故被认为是反映近期砷暴露的敏感指标,比血砷更有说服力,常用于检测环境和职业中的砷暴露。通常砷代谢在人的尿液中分布为 $10\%\sim15\%$ 的无机砷(iAs^{3+}、iAs^{5+})、$10\%\sim15\%$ 的单甲基胂酸和 $60\%\sim80\%$ 的二甲基胂酸。

(3)尿卟啉:砷可抑制血红素合成途径中一些酶的活性,导致卟啉堆积。J. P. Wang 等人在动物实验和患者中研究了砷暴露在血红素合成途径中的作用,以 5 mg/kg 体重砷喂饲 Wista 大鼠,收集 24 小时尿样,用 HPLC 法测血、肝、肾中原卟啉Ⅸ、粪卟啉Ⅲ、粪卟啉Ⅰ的含量,结果显示几种组织中的卟啉浓度均在 24 小时内升高,尿原卟啉在 48 小时达最高峰,尿粪卟啉在 24 小时达最高峰。收集 113 份砷中毒区患者尿样,检测发现在暴露组中所有的尿卟啉浓度都高于对照组,且以年轻人居多,提示卟啉可成为砷暴露早期危害的生物标志物。

(4)发砷、指(趾)甲砷:毛发和指(趾)甲中都含有较高的角蛋白和大量的含硫氨基酸,砷可与头发中的二硫键结合抑制头发中含巯基的酶。被吸收的砷渗入发根的生长部,通过影响头发正常的物质代谢而改变它的一些基本性状,如头发的伸长和相对强力发生改变。因此,发砷与慢性砷中毒有密切关系。指(趾)甲如同毛发一样是砷的富集靶组织,能够蓄积砷。

6.7.2　效应标志物

(1)生化标志物:地方性砷中毒是一种以皮肤、肝脏损害为主的全身性慢性疾病。因此,长期以来,人们致力于肝、肾等脏器损伤和血清酶研究,力图找到其损伤的早期效应指标。特殊肝功能检查比常规检查判断砷致肝脏损害更为敏感,如血清胆汁酸能在砷中毒早期反映肝损伤情况,γ-谷氨酰转移酶、谷胱甘肽硫转移酶、血管内皮素可在病情发展至中晚期显示异常,血清胆汁酸、γ-谷氨酰转移酶、谷胱甘肽硫转移酶、血管内皮素联合应用在砷致肝损伤的筛检及动态观察其病情发展中有重要参考价值。对砷中毒患者肾功能检测发现,在常规肾功能检查正常的情况下,可见血 β_2 微球蛋白、尿 β_2 微球蛋白、尿白蛋白、尿 N-乙酰-β-D-氨基葡萄糖苷酶(UNAG)异常,提示砷可在早期致肾脏损害。作为肿瘤标志物的血清铁蛋白、唾液酸、岩藻糖苷酶的改变在砷致癌进程中有一定预警意义。虽然这些指标缺乏特异性,但在明确砷接触且排除其他病因的前提下,仍不失为有效的常用效应标志物。

(2)砷甲基化容量:砷甲基化容量是指生物样品中单甲基胂酸和二甲基胂酸的含量百分比。R.C.Yu 等人为了验证砷的甲基化容量与砷性皮肤损害的关系,采用病例对照的流行病学方法,检测了 26 例有皮损砷中毒患者的 iAs、MMA 和 DMA 百分比,结果发现,实验组 MMA 和 DMA 显著高于对照组,MMA/DMA 为 0.24 ± 0.06,其中 MMA 超过 15.5% 的患者患砷性皮肤病的危险性是对照组的 5.5 倍,表明砷的甲基化可能在砷诱导的皮肤损害中起重要作用。

(3)8-羟基-2-脱氧鸟苷(8-OHdG):8-OHdG 是由活性氧攻击核酸的产物,可进一步导致突变、癌变等发生。DNA 修复的产物无须进一步代谢即排入尿液中,因此许多研究都试图通过分析尿液中 DNA 加合物或 DNA 氧化损伤修复产物等生物学标志物,对体内氧化负荷进行非创伤性的检测。在已知的大约 20 种 DNA 加合物中,8-OHdG 易于检出。采用横断面调查研究儿童砷暴露与 DNA 氧化损伤关系的结果表明,尿砷含量高的儿童尿 8-OHdG 水平明显高于尿砷含量低的儿童。由于影响 8-OHdG 的因素少,检测方法敏感,因此可广泛应用于砷中毒的早期监测。

(4)脂质过氧化(LPO):脂质过氧化是指机体通过酶系统和非酶系统反应产生的氧自由基,攻击生物膜磷脂中多不饱和脂肪酸而引起的一系列氧化过程。近年来,脂质过氧化学说在阐述砷的毒作用机制上引起了关注,动物亚慢性毒性实验结果表明,随着砷染毒剂量的增加,小鼠血清及肝脏组织中丙二醛和谷胱甘肽硫转移酶含量显著增加;超氧化物歧化酶、谷胱甘肽过氧化物酶活性显著降低,且呈剂量-效应关系。

(5)遗传毒性:外源化合物遗传效应最常用的 3 个检测终点是微核率(MNF)、姐妹染色单体交换(SCE)、染色体畸变(CA)。微核率是目前最常用的反映细胞遗传物质损伤的指标之一。已有研究显示,在高砷饮水区,居民的微核率和姐妹染色单体交换显著高于健康对照居民的。体外研究表明,砷浓度低时,染色体畸变类型主要以染色单体断裂为主;砷浓度为 $200~\mu g/L$ 时,染色单体及染色体断裂明显增加的同时,染色单体互换开始出现;砷浓度达 $400~\mu g/L$ 时,染色单体交换频率与对照组的差异有显著性($P<0.05$)。染砷浓度与细胞畸变率、染色体畸变出现的频度及染色体畸变类型的出现有明显的剂量-效应关系。

(6)抑癌基因 *p53*：*p53* 具有癌基因关卡点的作用，监控细胞所接受的过度增殖信号，突变后就失去对细胞的监测功能，使受损 DNA 进入 S 期，导致各种遗传损伤。砷中毒可导致 P53 蛋白失活突变，影响下游靶基因转录，造成多种蛋白表达异常，导致细胞正常周期紊乱。因为 *p53* 基因是一种重要的抑癌基因，在砷性皮肤表皮增生和角化阶段就有改变，所以 P53 蛋白不但可以作为砷暴露的早期监测指标，同时对于良、恶性病变的鉴别具有重要的意义。

(7)血型糖蛋白 A(GPA)：血型糖蛋白 A 是人红细胞骨架蛋白的重要成分之一，决定人类 MN 血型，机体长期早年接触有害理化因素后可使 *GPA* 基因突变，使机体在终生造血过程中不断产生变异的红细胞，突变体红细胞可将 *GPA* 基因突变持久表达。砷中毒患者中 MN、MM、MO 变异均增高，提示 *GPA* 突变频率可以作为一项检测有无砷中毒的指标。

6.7.3　易感性标志物

(1)金属硫蛋白(MT)：金属硫蛋白是富含半胱氨酸的低分子蛋白质，具有调节内源性金属平衡、对重金属污染解毒、清除自由基、参与应急反应的作用。因此，金属硫蛋白是某些重金属接触生物标志物和早期生物学效应的标志物。已发现砷中毒小鼠肾脏金属硫蛋白表达增高。金属硫蛋白可以显著减弱砷对 DMA 的基因毒性，因此，金属硫蛋白是一种有效的砷毒性拮抗剂、抗氧化剂和砷的化学致癌保护剂。但在贵州省燃煤型病区检查砷中毒患者口腔黏膜脱落细胞中检测到 *MT-I* 基因表达显著较低，提示人体金属硫蛋白表达可能存在差异，其原因有待进一步研究。

(2)谷胱甘肽硫转移酶：尽管许多资料显示，谷胱甘肽硫转移酶的基因多态性与肿瘤有关，但对谷胱甘肽硫转移酶何种基因型影响何种肿瘤还不清楚。对我国台湾省的相关研究发现，谷胱甘肽硫转移酶的 M1、M3、P1、T1、TZ 和 21 亚型存在基因多态性，*GSTMl*、*GSTTl* 和 *GSTO1-1s* 基因多态性与砷在体内的甲基化密切相关。在 *GSTTl* 和 *GSTMl* 缺失的患者，其头发和指(趾)甲单甲基肿酸和二甲基肿酸检出阳性率较高。

(3)髓过氧化物酶(MPO)和过氧化氢酶(CAT)：*MPO* 和 *CAT* 是两个重要的氧化应激基因，在参与细胞氧化压力调节中起重要作用。在孟加拉国进行的一项病例-对照研究中发现，*MPO* 和 *CAT* 基因与砷诱导的皮肤损害和皮肤癌有联系,在调整砷暴露和其他变异因素后,携带易感的 *MPO* 和 *CAT* 基因患皮肤过度角化症的危险比分别是 2.1 和 1.9;携带高危险性 *MPO* 基因并暴露在高砷环境的人群患皮肤过度角化的危险比是 5.8,几乎是携带低危险性基因型和低砷暴露人群的 6 倍;同样携带高危险性 *CAT* 基因的患病危险比为 4.6,是低危险性基因型和低砷暴露人群的 4 倍,提示 *MPO* 和 *CAT* 基因在砷中毒所致的皮肤过度角化症中起重要作用。

6.7.4　基因多态性

细胞色素 P450 基因发生突变而导致基因多态性存在,即 DNA 分子水平的改变导致代谢酶活性和底物的改变,可能引起产物方向的改变,造成个体对环境或职业暴露引起的健康损害的易感性差异。目前动物实验已研究了砷对 P450 基因多态性表达 *MT2A* 基因 rs10636 位点基因型分布在慢性砷中毒病例组和内外对照组之间不同,可作为地方性砷中毒的生物标志,并且该基因位点男性发生突变是女性的 1.941 倍。

核苷酸切除修复基因 *XPD* 基因位于 19 号染色体长臂编码依赖 ATP 的 $5'$-$3'$ 进化保守的 DNA 解旋酶,是转录因子 TFⅡH 一类 RNA 聚合酶Ⅱ的普通转录因子中的一种亚基。同时参与核苷酸切除修复、基因转录和细胞凋亡的调节。H. Ahsan 在对地方性砷中毒和 *XPD* 多态性关系的研究时发现,患皮肤过度角化风险在 751Lys/Lys 表型人群中较高。在我国台湾高砷暴露地区 66 例砷相关皮肤癌和 239 名对照的巢式病例对照研究中,砷相关皮肤癌与 DNA 修复酶 *XPD* 第 6 外显子基因组多态性明显相关,调整了年龄、性别和累积砷暴露后, *XPD* 第 6 外显子 *AA*/*AC* 基因型患皮肤癌相对危险度是 *CC* 基因型的 2 倍。

对我国台湾高砷暴露地区 65 例砷相关皮肤癌和 237 例对照的研究表明,皮肤癌的危险度与氧化应激相关酶环氧化物水解酶 1(EPHX1)第 3 外显子基因组多态性显著相关, *TC*/*CC* 基因型的相对危险度是 *TT* 基因型的 3 倍。在 67 名砷相关皮肤癌和 241 名对照的巢式病例对照研究中,皮肤癌危险度与谷胱甘肽硫转移酶(GST)P1、M1 和 T1 显著相关,3 个基因型中某一个缺失或变异皮肤癌危险度是 3 个均为野生基因型的 5 倍。但是,对 128 例移行细胞癌(TCC)和 381 例对照的研究中未发现 TCC 与谷胱甘肽硫转移酶 P1、M1 和 T1 的基因组多态性相关,其原因有待进一步研究。

6.8　地方性砷中毒的生物化学变化

　　大量的研究表明,长期暴露在含砷高的环境中可以引起慢性砷中毒,甚至致癌。随着细胞生物学的兴起与发展,人们得以通过近代物理学、实验生物学、生物化学以及分子生物学的技术和方法,从细胞整体水平、亚微结构水平和分子水平对细胞结构及基本生命活动规律进行深入研究。目前,通过对砷生物学毒性的深入研究发现,砷作用于生物细胞后可以导致细胞染色体异常、基因突变及通过改变某些基因的功能诱导癌症的发生,特别是近期大量研究发现,砷化合物具有诱导肿瘤细胞凋亡的作用,但其详细机制仍不十分清楚。

6.8.1　砷对细胞形态的影响

　　体外细胞培养实验表明,$0.5 \sim 4.0 \ \mu mol/L$ 三氧化二砷(As_2O_3)可明显抑制卵巢癌细胞株 SKOV3 细胞的增殖,经透射电镜观察可见细胞核固缩,染色质凝集,呈新月状紧贴于核膜周边,凋亡小体形成等。对砷致皮肤癌组织行常规的 HE 染色后,在显微镜下观察其组织细胞的主要变化是,基底细胞癌细胞团境界清楚,鳞状细胞癌瘤细胞形态、大小不一;在电镜观察下可见,砷致皮肤癌细胞核内的染色质边聚,线粒体的嵴变得稀疏,有的缺失,甚至空泡化。细胞连接的桥粒增大,棘细胞内的黑色素颗粒明显增多,出现了黑色素小体。大量的体外细胞实验均表明,砷造成细胞形态学的改变是明显的。

6.8.2　砷对细胞增殖的影响

　　砷对细胞增殖的影响呈双向性,即在低浓度下($0.1 \sim 0.5 \ \mu mol/L$)可促进细胞增殖,而在高浓度下($1 \sim 10 \ \mu mol/L$)则对细胞的增殖表现出抑制作用。因为所采用的观察方法、研究材料等不尽相同,所以砷对细胞增殖作用的剂量存在很大差异。

　　对 As_2O_3 诱导 HL-60、K562 及 NB4 细胞的凋亡研究发现,As_2O_3 浓度为 $0.6 \ \mu mol/L$ 时能显著抑制 NB4 细胞的增生,浓度为 $2.7 \ \mu mol/L$ 时能显著抑制 K562 细胞的增生,当浓度为 $8.1 \ \mu mol/L$ 时 HL-60 细胞的生长则被明显抑制。研究 As_2O_3 对大肠癌细胞株 SW620 的生长抑制作用时发现,As_2O_3 能明显抑制 SW620 细胞的增殖,其作用随 As_2O_3 浓度和作用时间延长而增加;随着 As_2O_3 浓度的增加,增殖细胞核抗原(PCNA)阳性细胞百分比逐渐下降,提示调控 DNA 合成及细胞增殖的增殖细胞核抗原合成降低可能是 As_2O_3 的作用机制之一。与上述结果不同,观察小剂量(0.1 $\mu mol/L$ 和 0.5 $\mu mol/L$)As_2O_3 对食管癌细胞 SHEEC1 的作用时发现,大剂量(5.0 $\mu mol/L$)As_2O_3 引起 SHEEC1 凋亡和生长的抑制,小剂量(0.5 $\mu mol/L$)As_2O_3 则能提高核分裂指数,DNA 荧光定量检测可见 DNA 合成增加,电镜下可见 SHEEC1 细胞处于增殖状态,出现细胞质线粒体和多聚核糖体增多,细胞核中可见多个核仁。从而得出结论,低剂量 As_2O_3 可促进食管癌细胞增殖和 DNA 合成,具有促细胞分裂作用的特性。

6.8.3　砷对细胞遗传物质的生物学影响

砷可引起小鼠成纤维细胞和人 2BS 细胞的 DNA 断裂。用单细胞凝胶电泳法检测贵州省兴仁县燃煤污染型砷中毒重病区 175 名砷接触者的血细胞 DNA 损伤,以 DNA 的彗星尾长的长度为检测指标,结果显示,砷中毒患者的 DNA 彗星尾长明显长于对照组的,砷能引起人体血细胞 DNA 单链断开。微量砷可引起人类细胞不同程度的 DNA 损伤,用羟基自由基清除剂二甲基亚砜和过氧化氢酶可保护或减轻细胞的这些损伤,表明砷通过活性氧自由基,主要是 H_2O_2 和 O^{2-},引起人类细胞 DNA 损伤。砷可抑制结合转录因子基因的表达,使基因转录的起始受阻,从而导致大部分基因表达水平下调,这可能就是砷遗传毒性的机制所在。

6.8.4　砷对细胞凋亡的作用

自 1971 年哈尔滨医科大学率先应用 As_2O_3 治疗急性早幼粒性白血病(APL)获得显著疗效之后,砷对肿瘤细胞的生物学作用得到了人们的广泛关注。进一步研究证明,砷剂通过诱导急性早幼粒性白血病细胞凋亡而发挥作用。因此,砷对细胞凋亡作用的研究近年来备受关注。目前,大量的研究表明,砷剂的抗肿瘤作用与抑制细胞生长和诱导细胞凋亡密切相关,并且有学者认为砷对细胞的凋亡作用不是特异性的,而是非特异性、非选择性的。As_2O_3 可诱导肝癌细胞凋亡,诱导凋亡为 As_2O_3 抑制肝癌细胞增生、杀灭肝癌细胞的主要机制,

As$_2$O$_3$可能通过改变 *Bcl-2*、*Bax* 的表达以及两者之间的比率而诱导凋亡。

6.8.5　砷对缝隙连接细胞间通讯的影响

缝隙连接(gap junction,GJ)是细胞间直接进行信息交换的重要通道,缝隙连接细胞间通讯(gap junctional intercellular communication,GJIC)在组织生长、发育,以及维持组织器官内在组织细胞间的协调稳定等方面起重要作用。

细胞缝隙连接功能的改变可引起细胞代谢等的改变。因此有研究者提出,缝隙连接细胞间通讯检查可作为检测非致突变性致癌剂或促癌剂的一个有效手段。姚菲菲等人研究了无机砷对 V79 细胞缝隙连接细胞间通讯的影响,结果显示,亚砷酸钠能显著抑制 V79 细胞间代谢协同作用,且较低浓度就可产生抑制作用,证实了低浓度砷对 V79 细胞间代谢协同的影响是其直接抑制缝隙连接细胞间通讯所致。此外,采用细胞划痕染料标记示踪技术测定亚砷酸钠和氧苯胂对人皮肤成纤维细胞缝隙连接通讯的影响,结果表明,砷剂可明显抑制成纤维细胞缝隙连接通讯。

6.8.6　砷对细胞免疫力的影响

从目前的研究来看,砷可能对非特异性免疫、体液免疫和细胞免疫具有一定的抑制作用。免疫系统尤其是细胞免疫对癌症的排斥有重要作用。采用单克隆抗体桥联酶标法检测燃煤污染型砷中毒患者淋巴细胞亚群,以 CD3$^+$、CD4$^+$、CD8$^+$ T 淋巴细胞及 CD4$^+$/CD8$^+$ 比值作为观察指标,结果显示,砷中毒患者血 CD3$^+$ 和 CD4$^+$ T 淋巴细胞比正常对照组显著降低($P < 0.01$),而 CD8$^+$ T 淋巴细胞没有明显的改变,CD4$^+$/CD8$^+$ 比值明显低于正常对照组($P < 0.01$),提示砷对 T 淋巴细胞免疫功能有明显的抑制作用。砷中毒患者血 CD4$^+$ T 淋巴细胞减少,T 淋巴细胞传递抗原刺激信号的作用将减弱,T 淋巴细胞不能迅速地、较好地进行免疫应答,细胞毒性 T 淋巴细胞的增殖和激活以及它对癌细胞的杀伤活性也将会减弱;CD4$^+$/CD8$^+$ 比值降低,诱导性或(和)辅助性 T 细胞与抑制性、细胞毒性 T 细胞间的平衡失调;这些因素的综合作用可导致砷中毒患者的免疫调节失衡,免疫系统对癌细胞的免疫监控作用减弱。长期的免疫调节失衡和监控作用减弱终将会导致癌症的发生。

6.8.7　砷对细胞其他方面的影响

以 HeLa 细胞为体外实验模型显示,As_2O_3 可使线粒体膜电位降低。As_2O_3 在体外诱导 HeLa 细胞凋亡的机制可能与降低线粒体膜电位有关。观察 As_2O_3 对白血病细胞株 NB4、K562、HL-60 的活性氧自由基的影响中发现,As_2O_3 能显著降低 3 种细胞内活性氧自由基水平,并且活性氧自由基水平随 As_2O_3 浓度增加而降低。

6.9　地方性砷中毒的模式动物

地方性砷中毒是一种多器官多脏器损害的地方性疾病,发生在高砷地区,当地居民长期密切接触砷化物,经消化道、皮肤、呼吸道等不同途径吸收砷而引起全身性的慢性中毒。因此,借助砷中毒动物模型的间接研究,有助于更方便、更有效地认识地方性砷中毒的发生、发展规律及病理机制。

目前研究显示,砷中毒的模式动物主要是大(小)鼠,针对大(小)鼠砷中毒的研究主要是砷中毒大(小)鼠体内砷的分布及各器官、组织、脏器的损伤,以及某种药物对砷中毒大(小)鼠的影响。

(1) 砷对大(小)鼠的影响:包括以下几方面。

1)饮水砷暴露大鼠血砷、尿砷和组织砷含量测定分析:采用自由饮水的方式用亚砷酸钠($NaAsO_2$)诱导出大鼠亚急性砷中毒模型,连续染毒 4 周后,取尿样测定尿砷,并处死大鼠测定血砷及肝、肾、肺、心、脾、脑组织重量、脏器系数及砷含量。结果显示,与对照组比较,第 2 周时低过剂量亚砷酸钠染毒组大鼠体重较高,第 4 周时中、高浓度 $NaAsO_2$ 染毒组大鼠体重较轻;低、中过剂量浓度亚砷酸钠染毒组大鼠肝脏脏器系数高于对照组时中、高浓度 $NaAsO_2$ 染毒组大鼠,随着染砷浓度的增加,血砷、尿砷和各脏器组织中的砷含量均呈上升趋势。相同浓度 $NaAsO_2$ 染毒组不同脏器中的砷含量不同,脾组织中砷含量最高,脑组织中最低。

2) 砷中毒大鼠体内各脏器、组织中砷的分布:用 $NaAsO_2$ 诱导出大鼠亚急性砷中毒模型,采用超热中子活化法测定大鼠的肝、肺、肾、脾、心、脑、卵巢、睾丸、肌肉 9 种脏器组织中的砷含量。结果显示,中毒组大鼠各脏器组织中的砷含量均极显著高于正常对照组,在中毒组脏器组织中的砷浓度依次为脾＞肺＞肝＞肾＞卵巢＞心脏＞脑＞肌肉＞睾丸。

3)慢性砷中毒大鼠肝脏血清酶活性变化分析:用 1～2 月龄 Wistar 大鼠 48 只,雌、雄各半。随机分为两组——实验组 28 只,饮用含 75 mg/L As$_2$O$_3$ 的蒸馏水,常规大鼠饲料喂养;对照组 20 只,饮用蒸馏水,以同样的饲料喂养。两组均于染毒前、染毒 3 个月及 6 个月时分别测定大鼠毛砷含量。染毒 3 个月时,随机抽取实验组及对照组大鼠各 10 只,股动脉放血处死;6 个月时,处死其余全部动物,用差速离心法提取大鼠肝脏线粒体,用分光光度法测定肝脏线粒体呼吸酶及血清酶活性。结果显示,慢性砷中毒能够导致肝线粒体细胞色素 c 氧化酶和 ATP 酶的活性下降,血清中与肝细胞及线粒体功能有关的血清酶活性升高。

(2)药物对砷中毒大(小)鼠治疗的影响:包括以下两方面。

1)海尔福对砷中毒小鼠的治疗效果:选取健康小鼠 64 只,随机分成 4 组——正常对照组 10 只,中毒组 12 只,治疗组 32 只(小剂量组 10 只、中剂量组 12 只、大剂量组 10 只),标准药物治疗对照组 10 只。用亚砷酸钠染毒,中毒组、治疗组、标准组的染毒剂量,按 4 mg/kg 体重的给药量折为 10 ml/kg 体重的溶液用药量,皮下注射,隔日 1 次,共 15 次。染毒 7 天后,治疗组用海尔福口服液灌胃,小剂量组 5 ml/kg 体重、中剂量组 10 ml/kg 体重、大剂量组 15 ml/kg 体重;标准组用硒溶液灌服;对照组用等量生理盐水灌胃;连续 30 天。结果显示,中毒组丙二醛、丙氨酸氨基转移酶明显高于其他 3 组,而谷胱甘肽过氧化物酶却低于其他 3 组。实验结果证明,海尔福口服液对砷中毒小鼠具有明显的疗效。

2)强化 SOD 刺梨汁对砷中毒大(小)鼠的治疗研究:分别以大鼠和小鼠建立砷中毒动物模型,以二巯基丙磺酸钠(DMPS)作阳性对照,观察强化 SOD 刺梨汁对砷中毒大鼠的排砷作用,以及对 SOD 活性、丙二醛浓度和肾功能的影响,并观察小鼠免疫功能及微核的变化。结果显示,强化 SOD 刺梨汁对砷中毒大鼠有排砷作用但弱于二巯基丙磺酸钠,能有效地纠正砷中毒大鼠血中 SOD 活性降低、丙二醛浓度升高、肾功能损伤,以及小鼠微核增多、免疫功能下降。因此,强化 SOD 刺梨汁对砷中毒动物显示出较好的防治作用,包括排砷作用,以及对砷中毒造成的继发性损害有明显的保护作用,其综合作用明显优于二巯基丙磺酸钠。

6.10　地方性砷中毒的治疗与预防

（1）地方性砷中毒的治疗：目前尚无有效治疗地方性砷中毒的药物和方法。砷中毒治疗的关键在于切断高砷源，在切断高砷源情况下，治疗才有效。一般切断高砷源后，不少患者的症状可逐渐缓解。但有些患者即使停止砷暴露后，砷中毒症状仍可持续。因此，目前主要采取对症疗法。

1）排砷治疗：尽管切断砷源是砷中毒防治的根本措施，但患者在停止接触砷源后仍需要治疗，特别是重症患者。病理观察显示，一些病例在停止砷接触后，仍可以从某些组织里检测到砷的颗粒和末梢血中性粒细胞的巯基反应。砷与体内的一些组织密切结合，不排除砷，则病情势必继续发展，甚至进入远期效应阶段。

理想的排砷药物应为既能干扰或阻断体内的砷离子同组织和酶结合，又能排出与组织和酶结合的砷离子，使组织和酶恢复其正常的生理功能。目前常用巯基类化合物作为排砷药物，如二巯基丙醇、二巯基丁二酸钠等。这类化合物中含有两个巯基，能亲和体内的砷离子，结合并较快地经肾由尿液排出，同时它们又可解除已被砷离子结合的酶和组织蛋白，使之恢复正常生理功能，达到解毒效果。需要指出的是，这类药物具有一定的毒副作用，疗程长短视尿砷含量和临床症状改善而定，尿砷接近或稍高于正常即停药。可采用口服剂型如二巯基丁二酸钠，每次 0.5g，每日 1 次，2 天为一疗程，间隔 4～6 周做下一疗程，一般经 3～4 疗程体内砷大部排出。夏雅娟等人在治疗实践中探索了巯基化合物（二巯基丁二酸钠）对患者体内的砷排除效果和排砷曲线。成人每日 3 次，每次 0.5g，连续 3 天为一疗程。一般来说，一疗程大多数患者尿砷基本可以恢复正常。若尿砷仍高，休息 10 天再进行第 2、第 3 疗程的治疗。经过三疗程的治疗，体内的砷基本可以排除，患者的临床症状和体征明显好转。

硒与砷属同一周期中邻族元素，能形成相似的离子型，因此能出现拮抗作用。给砷中毒患者投硒后，发现患者的血砷、尿砷、发砷均有明显下降，其近期疗效明显，表明硒也具较好的排砷作用。然而由于微量元素之间相互作用的复杂性，其相互作用在一定范围内拮抗，而在其他范围内则可能是协同，因此治疗慢性砷中毒时硒的用量是一个值得关注的问题。

2)对症治疗、改善临床症状:患者在停止高砷接触及排砷治疗后仍需对症治疗,因为患者掌跖角化产生的痛苦会影响日常生产和生活,所以给予缓解症状的药物是必要的。10%~30%的水杨酸软膏或30%的尿素软膏可以缓解疼痛,软化皮肤,使角质层脱落。角质层脱落后的手足皮肤可涂用维生素E软膏以避免皮肤干裂,同时可以给以维甲酸类、B族维生素等辅助药物对症治疗。

3)皮肤病变治疗:角化无特殊治疗办法,可使用外用剂如5%~10%水杨酸液或食醋液浸泡,涂抹10%水杨酸软膏、3%尿素软膏以使角质软化脱落。随后用维生素E软膏保护皮肤。若有恶变应立即手术切除。砷致皮炎可用2.5%二巯基丙醇油膏外用。

4)神经炎治疗:可使用维生素C、维生素B_1、维生素B_6、维生素E治疗,疼痛剧烈时可给适量止痛剂。

5)周围血管病变治疗:用血管扩张药如丹参(3g,每日3次)等以扩张血管。有休克形成或出现血栓闭塞性脉管炎、乌脚病样者等严重者可按相应疾病处理。

6)一般支持疗法:注意营养和肝功能保护,可使用抗脂质过氧化药清除机体内产生的自由基,除使用维生素C、维生素E外,还可使用硒制剂(如硒维康)或使用含巯基药物(如硫锌酸、谷胱甘肽、半胱氨酸等)。

(2)地方性砷中毒的预防:防治原则主要是有效控制病区人群生活环境中的砷含量,降低环境介质中的砷。地方性砷中毒病防治的指导思想和战略措施应是防重于治,立足于防。

流行病学结果证明,病区切断砷源两年后,不仅对健康人有保护作用,而且使新发患者大为减少,病区患者自觉症状、临床症状和体征有明显好转或减轻。周代兴等人对燃煤污染型砷中毒防治效果调查显示,虽然所有患者均接受过多次系统排砷治疗,但病情的减缓以停用高砷煤、改善环境最为显著。因此,无论是何种砷中毒,切断砷源,阻止砷在人体内进一步蓄积和阻止进一步发展的效果是肯定的。

1)饮水型砷中毒:对于饮水型地方性砷中毒病区,应尽快查清病区分布范围,确诊患者,因地制宜地确定防治措施,如改换水源,切断砷源,防止砷继续进入人体。①改饮同村居民的低砷井水:在多水源病区中往往高砷、低砷水源同时并存,改饮同村居民的低砷水源是最简便、最经济的方法。②打建新的低砷井：根据已知的水文地质资料，打建新的低砷水井作为生活饮用水。③引江水、河水、湖水、泉水作为水源：在有条件的病区可将含砷低的江水、河水、湖水、泉水引入病区，经沉淀、过滤、消毒后作为生活饮用水。④聚水集流：在缺水或无低砷水源的地方，可将雨水和雪水收集消毒后供饮用。⑤混合水源：在既有高砷水源，又有低砷水源的病区，当低砷水源水量不足时也可采用混合稀释的办法。⑥饮用水除砷：通过物理、化学的方法，将水中过量的砷除去，使饮用水水砷达到国家生活饮用水标准。但这一方法需要一定的设备和技术条件，在循环使用中比较费事，在无低砷水源的地区可采用此法。现有的净水剂较多，目前认为活性氧化铝除砷效果较好。使用净水剂的缺点是比较麻烦，需要一次次加净水剂，且沉淀需要一定的时间；1～2天还需要清洗一次盛水容器；沉淀物还容易造成环境砷污染；加入净水剂还容易使饮水中其他离子升高。这种方法在没有低砷水源的病区不失为一种好方法。

2）燃煤污染型病区：主要采取改炉改灶，降低室内空气砷含量，病区无安全低砷煤源，可大力推广使用通风高效炉灶，降低污染。改变生活习惯、改进粮食烘烤方式是切断砷源的主要途径，是预防砷中毒发生的根本方法。封闭高砷小煤窑，建立集中供应低砷安全生活用煤防治区。

3）综合防治：包括以下几方面。①健康教育是防治饮水型和燃煤污染型地方性砷中毒的综合措施。实行国家、集体、个人三结合，采取因地制宜、因户而异的防治措施。"燃煤饮水理化降砷"是研究途径。②探讨使用化学助剂降低煤燃烧过程中砷的排放，减少环境污染。做好地方性砷中毒地区环境砷与病情监测是十分重要的环节。③加强生产中砷剂管理及劳动保护和环境保护，尽可能减少生产性砷暴露，特别是生产中有含砷粉尘、废水的单位，应改革生产工艺，做好"三废"排放前的无害化处理，以防止生产环境和周围环境砷污染。④搬迁移民防治区——结合封山育林、退耕还林还草生态建设工程搬迁移民。⑤砷中毒远期恶性癌变的防治——研制、开发具有驱砷、治疗、预防癌变的多功能药物，消除砷中毒对健康的近期危害和远期影响。

4）预防远期效应的发生：砷中毒的远期效应为癌症和心脑血管等全身性疾病，是目前较为一致的认识，应为目前防治工作的重点。免疫功能降低、免疫监控功能失调是形成癌症的一个重要原因，事实上慢性砷中毒患者的免疫功能确实也是降低的，因此，提高砷中毒患者的免疫功能是很重要的。另外，砷的毒性与体内大量消耗巯基化合物,造成机体清除自由基的能力下降,最终导致脂质过氧化等自由基损害有关。研究者认为,砷对机体的损害是全身性的,砷毒性作用的第一作用靶子就是细胞膜,包括摄入时胃肠道黏膜上皮细胞膜,因此,保护细胞膜结构和功能的完整性对于防止远期效应的发生是至关重要的。硒是体内重要的自由基清除剂谷胱甘肽过氧化物酶的主要成分,而维生素 E 是一种脂溶性抗氧化剂,因此它们对保护细胞膜有重要作用。近年来硒和维生素 E 这类抗氧化剂对肿瘤和心血管疾病的保护作用受到了人们的极大关注。另外,它们还可以提高机体的免疫功能和改善微循环,因此,早期补充体内的硒含量并辅以维生素 E 药物对于防治砷的毒性和远期效应的发生有重要意义。高砷地区可以从高硒地区调入富含硒的谷物、肉类、蔬菜、水果等进行特需供应,对砷中毒患者可使用含硒药物,如硒维康、硒保康等,以达到预防和治疗的目的。

　　关于地方性砷中毒的防治,无论哪一种类型病区,虽然采用一定的方法阻断外环境过量砷进入人体是根本的措施,但在对策上,对砷中毒远期危害的防治和预后都是不可回避的问题,也是国际上最为关注的前沿课题。实践证明,切断高砷源后,人体内蓄积的过量砷的自然排泄是一漫长的砷平衡过程。基于砷中毒对机体各种生理功能的损害和砷的生物化学特性,即使在脱离接触高砷水或燃煤砷污染的 5～20 年间,机体内蓄积的砷仍然很高,砷中毒所形成的皮肤病变在部分患者中仍明显可见,并有发生癌变者。因此,驱砷措施和预后防治措施是砷中毒防治对策中不可缺少的组成部分。有鉴于此,研制、开发具有驱砷、治疗、防治远期恶性化危害功能的高效药物具有重要的理论和实践意义。

　　防治地方性砷中毒病是一项长期的艰巨任务,只能随着病区人民经济的发展而前进,随着人民物质生活水平的提高而加强,并得以控制和消除。

主要参考文献

[1] 孙殿军.地方病学[M].北京:人民卫生出版社,2011.

[2] WHO. Water Sanitation and Health [M]. Geneva:WHO,2004.

[3] ARGOS M,KALRA T,RATHOUZ P J,et al. Arsenic exposure from drinking water,and all - cause and chronic - disease mortalities in Bangla-

desh（HEALS）：a prospective cohort study[J]. Lancet,2010,376(9737)：
252 - 258.

[4] 格鹏飞. 甘肃地方病预防与控制[M]. 兰州：甘肃科学技术出版社,2008.

[5] SOHEL N,PERSSON L A,RAHMAN M,et al. Arsenic in drinking water
and adult mortality：a population - based cohort study in rural Bangladesh
[J]. Epidemiology,2009,20(6)：824 - 830.

[6] 曹学义. 地方病学导论[M]. 乌鲁木齐：新疆人民出版社,1987.

[7] 杨克敌. 微量元素与健康[M]. 北京：科学出版社,2003.

[8] 张爱华,梁冰. 基因多态性与地方性砷中毒关系研究概况及展望[J]. 中国
地方病学杂志,2009,28：12 - 14.

[9] 杨勤,韩冰,吴君,等. 燃煤污染型砷中毒患者外周血及口腔黏膜细胞相关
基因表达的研究[J]. 中华医学杂志,2009,8(21)：1446 - 1449.

[10] BAILEY K,XIA Yajuan,WARD W O,et al. Global gene expression profiling
of hyperkeratotic skin lesions from inner Mongolians chronically exposed
toarsenic[J]. Journal of Toxicologic Pathology,2009,37(7)：549 - 859.

（雷艳霞　王斌）

第 7 章
地方性碘缺乏病及其损伤的生物学基础

1983 年,B. Hetzel 提出了碘缺乏病(iodine deficiency disorders,IDD)的概念,认为碘缺乏病是由于自然环境碘缺乏造成机体碘营养不良所表现的一组疾病的总称。地方性碘缺乏病包括地方性甲状腺肿、地方性克汀病、地方性亚克汀病、胎儿流产、早产、死产、先天畸形等。其中,以地方性甲状腺肿和地方性克汀病的防治最重要。

7.1 碘缺乏病的流行特征

据世界卫生组织报道,全球大约有 130 个国家 20 亿人受到因碘缺乏而引起脑损害的威胁,流行区域主要集中在亚洲南部、非洲、拉丁美洲等发展中国家。我国 30 个省、自治区、直辖市受不同程度碘缺乏的威胁(上海市、香港特别行政区、澳门特别行政区、台湾省除外)。

1995 年,我国开始提倡并实施全民食盐加碘,多数碘缺乏病得以控制。2000 年,我国大部分地区消除碘缺乏病。2005 年,全国第五次碘缺乏病流行病学调查结果显示,我国居民合格碘盐食用率达到 90.2%,8~10 岁儿童甲状腺肿患病率已降至 5.0%,我国在国家水平已实现了消除碘缺乏病的目标。尽管如此,碘缺乏病仍在威胁着人类的健康和社会的发展。

7.2 碘缺乏病的临床表现与诊断

(1)地方性甲状腺肿:地方性甲状腺肿(endemic goiter)又称缺碘性甲状腺肿或胶性甲状腺肿,主要由于患病人群长期生活在缺碘的环境中所致的碘缺乏病。地方性甲状腺肿流行病区定义为:某固定地区居民的甲状腺肿患病率超过 3%,或 7~14 岁儿童的甲状腺肿患病率高于 20%。

1)临床表现:早期无明显症状,甲状腺轻、中度弥漫性肿大,质软,无压痛。极少数明显肿大者可出现压迫症状,如呼吸困难、吞咽困难、声音嘶哑、刺激性咳嗽等。胸骨后甲状腺肿大可出现食管或上腔静脉受压症状。甲状腺功能多数正常,仅约 5% 的患者由于甲状腺代偿功能不足出现甲状腺功能减低,最终影响智力及生长发育。少数患者由于血清促甲状腺激素水平长期持续增高,当补碘后,甲状腺素合成过多而继发甲状腺功能亢进,出现的并发症包括甲状腺功能亢进、甲状腺功能减退、甲状腺癌和气管软化等。

2)诊断:①病史——询问有无流行病区居住史,对于甲状腺肿的患者,询问是否接受过治疗、治疗经过及疗效。②体检及辅助检查——早期甲状腺功能检查多数正常,可有血清 T_4 值降低,但血清 T_3 值正常或相对较高,血清 TSH 值升高;失代偿时,血清 T_3、T_4 和 TSH 值都降低;同位素扫描示甲状腺肿大或变形,放射性图像分布不均匀;甲状腺 ^{131}I 摄取率增高,多在 24~48 小时达到峰值,可被 T_3、T_4 抑制;尿碘排出量低于 50 $\mu g/g$ 肌酐;X 线检查有助于了解有无气管狭窄和软化等病变。

人群碘营养水平评定标准:6 岁以上一般人群(除孕妇和哺乳期妇女外)尿碘中位数<100 $\mu g/L$ 为碘缺乏,100~199 $\mu g/L$ 为碘适宜,200~299 $\mu g/L$ 为大于需要量,≥300 $\mu g/L$ 为碘过量。我国规定,哺乳期妇女尿碘中位数<100 $\mu g/L$ 为碘缺乏。

(2)地方性克汀病:地方性克汀病(endemic cretinism)也是由碘缺乏所造成的一种神经-精神综合征,其主要特征是智力障碍。典型的地方性克汀病更常见于地方性甲状腺肿流行的中、重度缺碘地区。按照临床表现分为神经型克汀病、黏液水肿型克汀病、混合型克汀病。

1)临床表现包括以下几方面。

⊙精神发育迟滞(mental retardation):起病早(18 岁之前),智商低(IQ<70),社会适应困难。克汀病的 IQ≤54,亚克汀病的 IQ 为 55~69。其主要表现为不同程度的智力障碍(低下),轻者可以劳动,但不能从事技术性活动;重者生活不能自理;亚克汀病介于两者之间。黏液水肿型克汀病的智力障碍比神经型克汀病轻,表现为思维缓慢,智商略高于神经型,而精神发育迟滞两者无区别。

⊙聋哑(deaf mutism):听力和言语障碍十分明显。补碘或甲状腺片治疗后,听力略有改善,以黏液水肿型克汀病明显,这可能与内耳的黏液水肿的改善有关。

⊙斜视（squint）：斜视多见于神经型克汀病。斜视主要是由脑神经受损所引起的共向性斜视或瘫痪性斜视。

⊙神经-运动功能障碍：神经系统受损造成运动功能障碍，尤其是神经型克汀病更突出表现为运动障碍。锥体系病变的临床表现：下肢表现最为突出，肌张力增强，腱反射亢进，出现病理反射（如 Babinski 征、Gordon 征、Chaddock征、Hoffmann 征阳性），严重者下肢呈痉挛性瘫痪。有运动障碍者还可有特殊步态，如步态不稳、拖步、鸭步等；有的患者因骨骼肌瘫痪而形成畸形，如踝关节下垂、剪刀步态，严重者不能直立行走。锥体外系病变：以四肢屈肌的肌肉强直为主，以近侧端（肩部和髋部）更明显，呈轻度前屈前倾态，被动运动时表现为肌强直，与帕金森病相似，但无阵挛。偶有患者表现为额叶抑制释放现象，如吸吮反射和眉间敲击反射征阳性。

⊙甲状腺肿：甲状腺肿常见于神经型克汀病，多数为轻度肿大。黏液水肿型克汀病很少有甲状腺肿，甲状腺大多萎缩，少数完全萎缩，这种患者需甲状腺素替代治疗。

⊙生长发育落后：甲状腺功能减退导致体格发育迟滞或落后，主要表现在以下几点。①体格矮小：体格矮小与缺碘的严重程度呈正比。其中黏液水肿型克汀病更明显；神经型克汀病患者虽多数发育迟缓，但最终接近正常。体格矮小患者下部量小于上部量，身长小于指间距。黏液水肿型克汀病患者的手指短、足趾短更明显。②性发育落后：神经型克汀病患者较轻，表现为外生殖器及第二性征发育迟缓，女孩月经初潮较晚，但性发育最终接近成熟，多数正常结婚生育，只要纠正碘缺乏，子女可完全正常。黏液水肿型克汀病患者性发育落后非常明显，第二性征发育很差。男性无胡须、阴毛、腋毛，男性体征不突出；女性乳房发育差，无阴毛和腋毛。生殖器多呈儿童型，男性睾丸小、隐睾；女性常表现原发性闭经，月经不规则，量少。患者多无生育能力。③面容：五官发育落后，严重者呈胚胎期样面容。典型的面容包括头大、额短、脸方；眼裂呈水平状，眼距宽；塌鼻梁、鼻翼肥厚、鼻孔朝前；唇厚舌方，常呈张口伸舌状，流涎；耳大，耳壳特别软，鼻软骨亦软；头发稀疏、皮肤干燥无光泽；表情呆滞，或呈傻像或傻笑。④婴幼儿时期生长发育迟滞：前囟闭合晚；出牙迟，牙质不良；开始坐、站、走的时间明显晚于同龄儿童；骨 X 线检查发现骨龄落后。

⊙甲状腺功能减退:甲状腺功能减退主要见于黏液水肿型克汀病患者,神经型克汀病则不明显。其主要表现有以下几点。①黏液性水肿——非指凹性水肿,皮肤松弛、弹性差,水肿组织常呈块状,多分布于颈部、腹部、腰臀部、面部及四肢。②肌肉发育差——松弛、无力,常伴有脐疝、腹壁疝或腹股沟疝。③皮肤粗糙、干燥、指甲薄而软;皮肤黏膜常呈灰白色,汗少,皮脂腺分泌物少。④严重者体温低、怕冷,血压、脉搏、呼吸均低于正常值;进食少,多有便秘;跟腱反射松弛时间延长。⑤精神萎靡,动作迟钝,无表情或表情淡漠。

2)诊断需要参照必备条件和辅助条件。

⊙必备条件:①患者必须有碘缺乏病区居住史。②临床表现——不同程度的精神发育迟滞,主要表现为不同程度的智力障碍(或低下),地方性克汀病患者的智商 IQ≤54,亚克汀病的 IQ 为 55~69。

⊙辅助条件:①神经系统障碍主要包括运动神经障碍、听力障碍、言语障碍。地方性克汀病患者表现明显,亚克汀病患者表现不明显。②甲状腺功能障碍主要包括体格发育落后、克汀病形象、临床甲状腺功能减退表现和激素水平异常。地方性克汀病患者表现明显,亚克汀病患者表现不明显。③地方性克汀病患者常表现为甲状腺功能减退,黏液性水肿、皮肤干燥、毛发干粗;血清 T_3 值正常、代谢性增高或下降,血清 T_4、FT_4 值低于正常值,血清 TSH 值高于正常值;亚克汀病患者一般无临床甲状腺功能减退表现。

7.3　碘缺乏病的病理学特征

地方性甲状腺肿的病理变化可分为弥漫型和结节型两阶段(甲状腺发病过程中的不同阶段)。弥漫型属于病变早期,而结节型属于晚期表现。

(1)弥漫型甲状腺肿:甲状腺均匀肿大、左右对称,有时右叶肿大更明显,质软且表面光滑。组织学上见甲状腺上皮细胞肥大增生,细胞由扁平形变为立方形,部分呈柱状,有时呈高柱状,形成许多小乳头突入滤泡腔,腔内胶质少。滤泡间及小叶间的血管明显增多,管腔扩大、充血,小叶间纤维组织稍见增多,使小叶轮廓更加清晰可辨。随着病变进展,甲状腺弥漫性肿大更加明显,表面不平滑,可有轻度隆起和粘连,无明显的结节形成。若切面见纤维间隔中充满棕黄色或棕褐色半透明胶质,称之为胶性甲状腺肿。

(2)结节型甲状腺肿:由弥漫型甲状腺肿演变而来,结节形态多样,可有单个结节或多个结节。结节进一步发展,压迫结节间血管,使结节血供不足而发生变性、坏死、出血、囊性变等,最终结节纤维化、病理性钙化。组织学上,增生结节又可分为胚胎型、胎儿型、滤泡型、透明细胞型和嗜酸细胞型结节等。

7.4　碘缺乏病的病因与发病机制

(1)碘缺乏病的病因:碘缺乏是主要病因。在水源、土壤、食物等自然环境中含碘量较低的情况下,当地居民的碘摄入量减少,如不能从其他途径摄入足够的碘,必然导致碘缺乏病的发生。在山区、半山区、丘陵、河谷地带及河流冲刷地区缺碘更为严重。本病多流行于远离沿海及海拔高的山区。病区的土壤、水和食物中碘含量极少提示地方性甲状腺肿与缺碘有密切关系。含碘量与发病率呈反比,采用碘盐可预防地方性甲状腺肿。有研究发现,水中钙、氟、镁含量过高可致甲状腺肿,而且一些与 I^- 类似的单价阴离子,如 SCN^-、F^-、Br^-、At^-、ClO_4^-、ReO_4^-、TeO_4^-、BF_4^- 等,与碘竞争,导致甲状腺浓集碘的能力下降,甲状腺素合成减少就会刺激垂体分泌较多的促甲状腺激素,使甲状腺肿大。因此,缺碘也许不是本病的唯一原因。此外,本病在自然界含碘丰富的地区也有流行,主要是因为碘摄入过多阻碍了甲状腺内碘的有机化过程,T_4 合成受到抑制,促使垂体分泌促甲状腺激素增加而产生甲状腺肿,被称为高碘性地方性甲状腺肿。

碘缺乏病的影响因素:①致甲状腺肿物质。②营养因素,如维生素 A,锌、硒等微量元素及蛋白质等缺乏。③环境污染,如铀、铅、汞、铬、锑、锰、铜、铁、锌等工业毒物可在甲状腺内蓄积,可影响甲状腺的形态和功能;有机氯农药 DDT 竞争性地置换血中甲状腺结合球蛋白(thyroxine - binding globulin,TBG)上的甲状腺激素,使甲状腺激素的运输过程出现障碍,引起甲状腺肿。④遗传因素,目前仍不确定[1]。

(2)碘缺乏病的发病机制:地方性甲状腺肿与地方性克汀病二者的发病机制叙述如下。

1)地方性甲状腺肿:缺碘性甲状腺肿实质上是在碘摄取不足的情况下,甲状腺组织所发生的由代偿性反应到病理性损伤的一个过程。当机体碘摄入不足时,血浆中碘化物的浓度下降,甲状腺滤泡上皮细胞不能浓集到足够的碘来合成甲状腺激素,血浆中甲状腺激素的水平因而下降,通过下丘脑-垂体-甲状腺反馈调节机制,垂体促甲状腺激素的分泌增加,刺激甲状腺滤泡上皮细胞增生,这时甲状腺组织中可见许多增生的小滤泡,滤泡腔小,胶质贮存少,甲状腺的体积增大。当机体对激素的需要趋于缓和时,甲状腺滤泡呈"复原"状态,滤泡涨大,滤泡腔充满胶质,上皮细胞呈立方状。当环境缺碘、机体摄入碘不足时,上述增生、复原变化的幅度加大,周期持续延长,这样反复进行下去,甲状腺即可呈现弥漫性肿大。在严重而长期缺碘的情况下,甲状腺组织的增生、复原也更为显著,表现为过度增生、过度复原。在肿大的甲状腺中各部分的变化不是一致的,有些区域对促甲状腺激素敏感性较高,过度增生的变化就比较明显,有些区域过度复原的变化比较明显,这样反复进行下去,则有一些过度增生或过度复原的区域逐渐扩大,并且可以彼此互相融合,因而在弥漫性肿大的腺体中就可以形成单个或数个早期结节。有的结节是由增生的上皮巢或密集的小滤泡逐渐发展而成,被称为早期增生性结节。随着结节的增大,压迫周围甲状腺组织,引起纤维组织增生和包围,而形成较大的结节,此时即由弥漫型甲状腺肿转变为结节型甲状腺肿。随着结节的增大,结节间纤维组织增生,血液供应逐渐发生障碍,有的结节出现变性、出血、坏死等继发性变化。变性组织液化和出血可形成囊性变或囊肿。纤维组织增生可形成瘢痕。钙质沉着可形成钙化,甚至骨化,而在纤维组织中或囊性壁又可出现新的增生性细胞巢和小滤泡,形成新的结节。最后整个腺体可被大小不等、新旧不同、形状不一的结节所替代。

在早期弥漫型甲状腺肿阶段,病变是可逆的,经过适当的补碘措施,完全可以恢复正常。但继续发展下去,反复的过度增生和过度复原形成了结节,转变为结节型甲状腺肿,病变就发展为不可逆的。

2)地方性克汀病:当人类脑发育的临界期(从妊娠 3 个月至生后 2 岁)碘缺乏时,甲状腺激素合成不足,脑的发育首先受到损害。因为脑细胞的 T_3 受体主要与在脑细胞内由 T_4 脱碘转变成的 T_3 结合,而很少能与血浆中直接来的 T_3 结合。当机体缺碘时,血浆中 T_4 降低而 T_3 代偿性增高。

这种 T_3 的增高对于其他组织来说有明显的补偿作用,但对脑组织来说则缺乏补偿作用。同时,因为 T_4 的降低,进入脑细胞内的 T_4 减少,更使脑细胞内由 T_4 脱碘转变成的 T_3 减少,所以这个时期的甲状腺功能低下(简称甲低)会严重影响脑细胞增殖、分化、迁移，以及轴突生长与突触形成等各个环节，从而引起了智力障碍、运动障碍及耳聋等。出生后碘缺乏仍然得不到纠正或由于甲状腺萎缩，进而引起持续性甲状腺功能低下影响机体多种蛋白质的合成，以致出现体格矮小、骨龄落后、性器官发育落后、软骨、肌肉、毛发、指（趾）甲异常及现症甲状腺功能低下的各种表现。

从中枢神经系统不同部位的发育时间来看，眼球与蛛网膜下腔发育的关键时期在妊娠的前 3 个月，小脑及边缘系统发育的关键时期在妊娠的后 3 个月，当碘缺乏时，因为这两个时间段内胎儿的甲状腺功能低下还不是非常严重（在妊娠的前 3 个月期间，胎儿甲状腺虽尚未形成，但胎儿可由母亲得到少量 T_4；在妊娠的后 3 个月，胎儿已能利用母血中提供的少量碘自己来合成少量 T_4），所以损伤均不太严重。但内耳与大脑皮层恰在妊娠的中 3 个月，在此期间，母亲的 T_4 难以通过胎盘，同时胎儿甲状腺自身的分泌功能尚未完备，胎儿甲状腺功能低下最严重，因此损伤最严重[2-3]。

7.5　地方性甲状腺肿的基因多态性

7.5.1　$TNF-\alpha$ 和 $IFN-\gamma$ 基因多态性与地方性甲状腺肿的关系

肿瘤坏死因子（tumor necrosis factor，TNF）是 E. A. Garwell 等人在 1975 年发现的一种由巨噬细胞对细菌感染或其他免疫源反应自然产生的细胞因子，具有调节机体的免疫功能和导致肿瘤细胞坏死的特性。TNF 根据其来源和结构不同分为两种类型，即 $TNF-\alpha$ 和 $TNF-\beta$。$TNF-\alpha$ 是一种单核因子，主要由单核细胞和巨噬细胞产生，其相关的多态性位点有 $G-238A$ 和 $G-308A$ 等。干扰素（interferon，IFN）是一组具有多种功能的活性蛋白质（主要是糖蛋白），是一种由单核细胞和淋巴细胞产生的细胞因子。干扰素的类型分为 3 类——α-型（白细胞型）、β-型（成纤维细胞型）、γ-型（淋巴细胞型）。它们在同种细胞上具有广谱的抗病毒、影响细胞生长，以及分化、调节免疫功能等多种生物活性。

$TNF-\alpha$ 和 $IFN-\gamma$ 能抑制甲状腺球蛋白（thyroglobulin，Tg）、甲状腺过氧化物酶（thyroperoxidase，TPO）的释放和碘的吸收。$TNF-\alpha$ 和 $IFN-\gamma$ 还是

重要的甲状腺生物调节剂,对甲状腺生长和功能分化起着重要的作用。所以 TNF－α 和 IFN－γ 的表达水平可能与地方性甲状腺肿的发生有关联。

TNF－α－308(rs1800629)A/G 基因多态性与地方性甲状腺肿的发生无相关性,而 TNF－α－238 位点 GA 基因型可能是地方性甲状腺肿发生的易感基因型,A 等位基因可能是地方性甲状腺肿发生的易感基因;IFN－γ＋874 位点 T/A 基因型可能是地方性甲状腺肿发生的易感基因型,A 等位基因可能是地方性甲状腺肿发生的易感基因。

7.5.2　IGF－1、TGF－β1 基因多态性与地方性甲状腺肿的关系

在地方性甲状腺肿大的发生发展过程中,生长因子的作用也非常重要,其中以胰岛素样生长因子-1 和转化生长因子-β 的作用较为突出。IGF－1 和 TGF－β1 在甲状腺组织中可通过内分泌、自分泌和旁分泌等方式精细地调节甲状腺上皮细胞(thyroid epithelial cell,TEC)的分化和发育,从而参与甲状腺疾病的发生、发展过程。IGF－1 可以促进甲状腺滤泡细胞增殖,TGF－β1 是甲状腺的抑制性自分泌生长因子。

IGF－1－1245 位点基因型和等位基因频率与地方性甲状腺肿有统计学上的关联性,AA 和 GA 基因型可能是地方性甲状腺肿发生的易感基因型,A 等位基因可能是地方性甲状腺肿发生的易感基因。TGF－β1－509 位点基因型和等位基因频率与地方性甲状腺肿无统计关联,并且该位点的基因多态性对地方性甲状腺肿无明显影响[4]。

7.5.3　PDE8B 基因多态性与地方性甲状腺肿的关系

磷酸二酯酶 8B(phosphodiesterase 8B,PDE8B)是一种编码高亲和力磷酸二酯酶,催化细胞内第二信使 cAMP 的水解失活。PDE8B 是与甲状腺功能相关的基因。PDE8B 蛋白在人体的甲状腺组织中表达最高,而在脊髓、肾、胰腺、胎盘、子宫和前列腺中表达低。它可能通过参与调节特异的蛋白-蛋白相互作用,影响蛋白的亚细胞分布,从而导致机体的功能改变。A. L. Lisette 等人采用全基因组关联研究发现位于 PDE8B 基因内含子 1 内的单核苷酸多态性 rs4704397 位点与促甲状腺激素水平密切相关。PDE8B(rs4704397)A/G 基因多态性与地

方性甲状腺肿的发生有关，G 等位基因可能是地方性甲状腺肿的易感基因，PDE8B 蛋白可能与儿童地方性甲状腺肿的发生发展密切相关。

7.5.4　*TSHR* 基因多态性与地方性甲状腺肿的关系

促甲状腺激素受体(thyroid‐stimulating hormone receptor,TSHR)是一种蛋白偶联受体，为自身免疫性甲状腺疾病(AITD)的主要靶抗原，在自身免疫性甲状腺疾病的发病中发挥着重要的作用，与促甲状腺激素受体抗体(thyrotrophin receptor antibody,TRAb)结合发挥作用。*TSHR* 基因与自身免疫性甲状腺疾病发生的相关研究是近年来研究的一个热点。*TSHR*(rs2268458)位点的遗传多态性与弥散性毒性甲状腺肿(Graves' disease,GD)的发生有关。因此，*TSHR* 也是一种值得研究的与地方性甲状腺肿相关的候选基因。然而 *TSHR*(rs2268458)*C/T* 基因多态性与地方性甲状腺肿的发生尚无相关性[5]。

7.5.5　*TG* 基因突变与地方性甲状腺肿的关系

甲状腺球蛋白(thyroglobulin,Tg)是由甲状腺滤泡上皮细胞合成的一种碘化糖蛋白，是体内碘在甲状腺腺体的贮存形式，经水解可生成甲状腺素和 $3,5,3'$-三碘甲腺原氨酸。甲状腺球蛋白既是甲状腺激素合成的场所，又是碘和无活性甲状腺激素的储存场所；既能调节甲状腺基因的转录，又能促进甲状腺上皮细胞的生长。因此，甲状腺球蛋白的改变与甲状腺肿的发生密切相关。*TG* 基因外显子 10 的点突变与地方性甲状腺肿的发生有关。

7.6　碘缺乏病的模式动物

(1)地方性甲状腺肿的模式动物：地方性甲状腺肿的主要病因是缺碘，在少数地区可由食物高碘和致甲状腺肿物质引起。该模型复制方法很多，如用人工配制的低碘饮食饲养动物及用硫脲类和某些磺胺类药物抑制甲状腺组织的过氧化酶以阻碍甲状腺合成。后一种方法致使甲状腺肿的机制和低碘性甲状腺肿的发病机制相差很大，不能真实地表现人类甲状腺肿的病理演变过程，因此在使用上受到一定限制。

一种复制大鼠碘缺乏实验模型的方法为，选体重 120～150 g 的 Wistar 大鼠,饲以含玉米粉 46％、大米粉 40％、黄豆粉 10％、碳酸钙 0.5％、氯化钠 0.5％,以及少量维生素 B 粉的食物;每周 2 次饲以去离子水培养的麦芽或稻芽,其中粮食购自严重的地方甲状腺肿病区,磨粉后 120 ℃烘烤 24 小时。自由饮用电阻值 2000 kΩ 以上的去离子水。实验 3 天后尿碘含量显著减少,并随着实验时间的延长而不断下降,表明低碘饮食 3 天后大鼠即处于碘饥饿状态。与对照组相比缺碘 17 天甲状腺未见肿大,但充血显著,呈暗红色外观;缺碘 35 天全部甲状腺显著肿大,充血更明显;随着饲养缺碘时间的延长,肿大加剧,但到了 127 天虽然甲状腺肿大,局部充血却减轻。

　　缺碘早期甲状腺细胞增生活跃,腺组织滤泡增多,腺上皮呈高柱状,并增生形成乳头突入滤泡腔中,滤泡腔内胶质变稀薄,过碘酸希夫染色反应减弱,间质充血,过氧化酶联苯胺染色显示过氧化酶活性明显增强。缺碘 127 天后滤泡上皮高度降低,含有乳头的滤泡数量减少,滤泡直径增大,胶质含量增加,过氧化酶活性降低等显示甲状腺病理变化由增生性逐步向胶性甲状腺肿转化。T_4 值在缺碘 35 天以后明显降低并持续维持低水平。缺碘后甲状腺[131]I 吸收率显著增加且峰值提前,表明大鼠处于碘饥饿中。缺碘 97 天以前与对照组相比无差异。缺碘 127 天重量显著增加。垂体切片用过碘酸希夫-橘黄染色显示,在缺碘 35 天后就持续出现促甲状腺素细胞增生肥大,说明在碘饥饿时垂体-甲状腺轴的活动加强。低碘动物应单独饲养并严格避免含碘药物污染饲养室器皿及空气。沿海地区饲养室的空气应考虑除碘处理。

　　(2)地方性克汀病的模式动物:目前已在大鼠、小鼠中较成功地复制出了低碘动物模型,对缺碘所造成的脑、甲状腺等器官的功能及形态学的改变进行了深入研究,为进一步阐明地方性克汀病的发病机制提供了可靠的理论依据。目前我国复制地方性克汀病的模式动物主要有以下方法。

　　1)低碘环境下饲养——大多数复制碘缺乏病实验动物模型选择在地方性甲状腺肿和地方性克汀病病区现场喂养动物,利用病区的自然环境,食用当地居民的缺碘粮食及低碘水,有的利用病区粮食和去离子水在实验室喂养动物均获得成功。例如,庄宗杰等人利用病区的缺碘粮食经合理配方,增加了必需的营养要素配制成 GR-2 号低碘饲料,含碘量 5 ng/g,与国外人工配制的 Remington 低碘饲料相比(含碘量为 15～100 ng/g),属中等低碘饲料。这种饲料能保证缺碘大鼠顺利繁殖子代和子代不断繁殖,是实验复制缺碘动物模型较理想的低碘饲料。

　　2)经上述缺碘环境下喂养的大鼠、小鼠传代后,其子代的中枢神经系统均出现脑的功能、代谢、形态的改变及生长发育障碍。检测实验动物脑重量明显减轻,单位体积内神经细胞数增加,神经细胞体积减小;大脑皮质锥体细胞和小脑蒲肯野细胞树突分支减少及大脑神经纤维髓鞘形成不良,小脑各层皮质变薄,外颗粒层(external granular layer,EGL)消失延迟等异常改变。脑的代谢、功能障碍表现为脑细胞摄取必需氨基酸减少。在出生后脑发育期,低碘大鼠的大、小脑摄取^{3}H-亮氨酸明显低于对照组的,而且达摄取峰值的时间较对照组的延迟。有报道显示,缺碘大鼠、小鼠利用逃避式条件反射实验来判断动物学习、记忆能力,实验结果表明,缺碘动物其巩固性条件反射的建立显著延迟,条件反射潜伏期延长及条件反射正确率下降,并观察到部分动物脑电呈慢波。

　　生长发育障碍表现主要呈现体重减轻、体重增长曲线缓慢、身材矮小、动物温驯、缺乏强烈攻击能力等。这些结果证实,胚胎期缺碘、甲状腺激素不足造成脑组织代谢、功能及形态的严重损伤,但缺碘对中枢神经系统损伤的作用机制尚不完全清楚。关于缺碘对脑发育的直接影响,尤其是碘元素在早期脑发育中的作用尚缺乏充分的实验依据。研究缺碘胎鼠的脑组织学变化发现在胎鼠甲状腺自主功能出现以前,即妊娠第 16 天、第 17 天、第 18 天时,大脑神经管套层细胞密度较对照组增加,第 17 天、18 天、19 天时大脑皮质板层细胞密度增加,而板层厚度变薄。近期有研究报道,母体甲状腺激素几乎不能通过胎盘进入胎儿体内,因此在胎儿甲状腺功能开始之前所观察到的上述脑组织改变可证明缺碘直接作用的结果仍需观察而定。孔德军等人观察碘离子、T$_3$对鸡胚脑、肝摄取^{3}H-亮氨酸的影响,以期明确碘离子本身对胚胎脑发育的直接作用。实验结果表明,碘离子对胚胎脑无类甲状腺激素样作用,至少在鸡胚脑组织是如此。目前有关这方面的研究尚较少,也待进一步探讨。关于甲状腺激素对脑发育的影响,目前已得到肯定。胚胎期甲状腺激素不足可造成中枢神经系统发育障碍。马泰等人于 1980 年用硫脲类药物复制克汀病小鼠实验研究之后,又进行了绵羊妊娠期切除胎羊甲状腺复制克汀病动物模型。结果表明,在妊娠早中期切除胎羊甲状腺,明显地影响了胎羊的正常发育,而且切除越早影响就越大,而晚期切除甲状腺影响不明显。对中枢神经系统较突出的影响是脑 DNA 含量减少,羔羊步态不稳;生长发育障碍主要表现为四肢短细,皮薄毛稀,没有叫声或叫声微弱,严重者断脐后立即死亡。

在正常大鼠妊娠前饲以丙基硫氧嘧啶(propylthiouracil,PTU),观察生后甲状腺功能低下仔鼠脑细胞摄取^{3}H-亮氨酸的影响。结果表明,仔鼠脑组织摄取氨基酸明显减少,而且仔鼠脑重明显低于对照组。其中,甲状腺功能低下＋T_3＋放线菌素 C1 组仔鼠,其脑组织摄取氨基酸值显著低于甲状腺功能低下＋T_3组,表明放线菌素 C1,抑制了 T_3 的作用。已知放线菌素 C1,可与 DNA 结合,使 DNA 模板活性被抑制,而影响其转录过程,由此证明,甲状腺激素对脑细胞摄取氨基酸合成蛋白质的作用是发生在转录水平中。甲状腺激素对脑发育的作用,尤其是 T_3 的作用已被肯定。目前有关脑细胞 T_3 核受体的含量及结合容量在地方性克汀病中的变化研究将成为地克病发病机制研究中的新课题。有人利用体内实验方法对缺碘大鼠脑细胞 T_3 核受体的变化做了初步研究。结果证明,缺碘大鼠脑细胞 T_3 核受体增多,可能是对缺碘的一种代偿反应。有关这方面的工作尚待进一步深入研究。

关于地方性克汀病的遗传因素研究,已有多篇调查资料报道为多基因遗传病,经群体数量性状统计得出遗传度为 38.7％～52.1％。该病不符合单基因显性或隐性遗传规律,也没发现染色体数目或形态异常,认为是缺碘性疾病,同时也是多基因遗传病,即缺碘遗传病。张龙等人收集了山西省太岳地区 30 个病区中 563 例地方性克汀病患者的家庭分布资料,进行了家庭聚集性研究。结果表明,在轻病区内地方性克汀病无明显的家庭聚集性,而在重病区内则表现极明显的家庭聚集性($P<0.001$)。针对该病家庭聚集性遗传背景所做的群体及家系调查、亲子间相关效应及血缘风险研究,提出地方性克汀病似属遗传和环境共同决定的多基因病,认为小隔离群内多对致病基因积累效应可能是该病家庭聚集性在同一缺碘环境下因地而异的物质基础。也有人经调查得出相反结论,认为地方性克汀病纯属营养缺乏疾病,机体对缺碘耐受性存在个体差异,此属普遍存在于机体的一般基因,而不是属特定基因在特定环境中发病的多基因遗传病。目前有对地方性克汀病家族进行了 HLA 和 ABO、MN 血型的系谱分折,结果表明,地方性克汀病的发生基因(至少在所调查的 3 个家族中)与HLA 和 ABO、MN 血型基因均无连锁关系。

7.7　碘缺乏病的治疗与预防

（1）地方性甲状腺肿的治疗与预防：地方性甲状腺肿主要由缺碘引起，长期补碘即可预防本病。

1）碘化物口服法：该法适用于青少年甲状腺肿、成人的弥漫型甲状腺肿的治疗与预防。碘化物口服法包括碘化食盐、碘化油、碘管法。此外，食用海带、海鱼等海产品也可补碘。

2）碘化物注射法：该法主要有碘化钾、碘化油、碘酊注射。

3）药物治疗：药物治疗可口服甲状腺片，左旋甲状腺素钠，三碘甲状腺原氨酸钠。

4）手术：对于症状重而保守治疗失去意义、严重病理组织学改变甚或恶变、甲状腺肿压迫症状伴有甲状腺功能亢进者可采取甲状腺切除手术。

（2）地方性克汀病的治疗与预防：叙述如下。

（1）预防：本病关键在于预防。只要纠正了人群的碘缺乏，特别是纠正育龄妇女、妊娠妇女、哺乳期妇女的碘缺乏，就不会出现地方性克汀病患儿。只要坚持长期供应合格的碘盐，地方性克汀病就可被消除。

（2）治疗：地方性克汀病的治疗效果不佳。成人每日口服甲状腺片 60～120 mg，合并使用碘化钾 10 mg，3 个月一疗程，一般 2～4 疗程，疗程间隔半个月。对胶性甲状腺肿和囊性增生性的结节型甲状腺肿疗效较好。

主要参考文献

[1] CASTANET M，POLAK M，BONAITI P C，et al. Nineteen years of national scree-ning for congenital hypothyroidism：familial cases with thyroid dysgenesis suggest the involvement of genetic factors[J]. Journal of Clinical Endo-crinology & Metabolism，2001，86 (5)：2009 - 2014.

[2] DEVOS H，RODD C，GAGNE N，et al. A search for the possible molecular mechanisms of thyroid dysgenesis：sex ratios and associated malforma-

tions[J]. Journal of Clinical Endocrinology & Metabolism,1999,84 (7):
2502 - 2506.

[3] POHLENZ J,DUMITRESCU A,ZUNDEL D,et al. Partial deficiency of
thyroid tran-scription factor 1 produces predominantly neurological
defects in humans and mice[J]. Journal of Clinical Investigation,2002,109
(4):469 - 473.

[4] KRUDE H,SCHTZ B,BIEBERMANN H,et al. Choreoat hetosis,hypot-
hyroidism,and pulmonary alterations due to human N KX221 haploinsuffi-
ciency[J]. Journal of Clinical Investigation,2002,109 (4):475 - 480.

[5] 王晓璞. *TNF*、*PDE8B*、*TSHR* 基因多态性与 8～10 岁儿童地方性甲状腺
肿的关系[D]. 石家庄:河北医科大学,2010.

（武世勋　韩晶　刘欢）

索　引

（张凤娥　张峰　吴翠艳　朱延河）